ケーススタディで学ぶ

2023年新版

患者接遇パーフェクト・レッスン

●患者応対マナーのランクアップ教本●

株式会社C-plan 代表取締役
医療接遇アドバイザー
小佐野美智子
Michiko Osano

Perfect Lesson
Learning Case Study

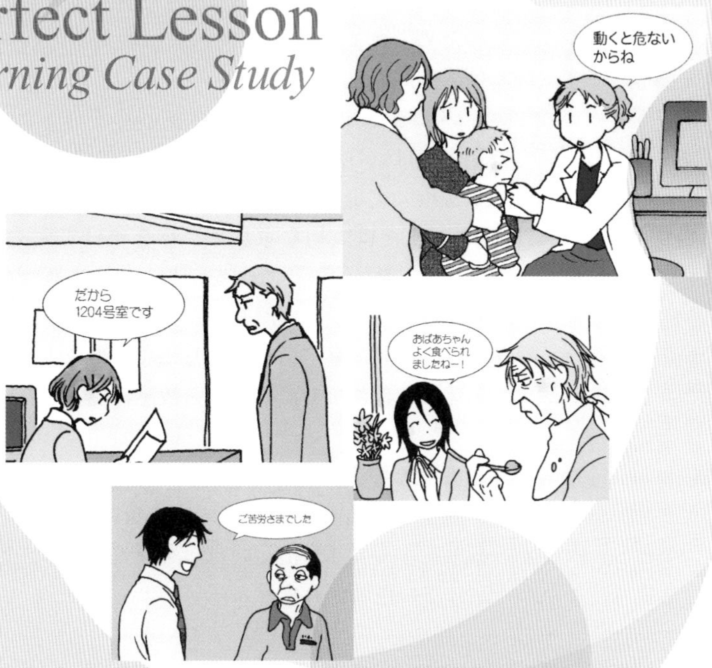
動くと危ない
からね
だから
1204号室です
おばあちゃん
よく食べられ
ましたねー!
ご苦労さまでした

医学通信社

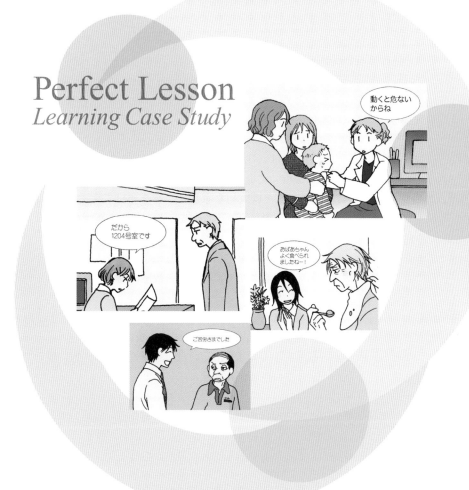

はじめに

～接遇は生きる根幹・常にいつでもどこでも誰にでも～

接遇の基本は，いわゆる“社会人としての基本行動”“社会人・医療人としてのあり方”ということになります。一般的な社会人のマナーの習得と同時に，医療人としてどうあるべきかにも留意し，理解して実践していくことが大切です。医療人として求められる姿は何か，そのために注意すべき点は何かを理解することで，患者さんとの関係性がスムースになります。“忙しいから，接遇まで考えられない”という人がいますが，忙しいときこそ接遇＝配慮が必要なのです。また，“仕事と接遇は別もの”と捉えている方もいますが，仕事全般に接遇は必要不可欠だという認識をもっていただきたいと思います。つまり，テクニカルスキル（ビジネススキル）とノンテクニカルスキル（ヒューマンスキル）の両輪で業務を遂行する必要があるのです。

接遇向上の目的は“患者さんやご家族のため”とよく言われますが，“良好な院内コミュニケーションのため”にも大切なものです。例えば，来院された患者さんが，“この病院は看護師と事務職員のコミュニケーションがうまくいっていないようだ”“上下関係がきびしくて，看護師同士の仲が悪そう”などと院内の殺伐とした空気を察知すれば，“院内の人間関係が不良ななかでは，患者サービスにまで気持ちが向かないだろう”“チーム医療の実現もむずかしそう”“安全性の確保はどうか”“不安定な人間関係や職場環境のなかに自分の（または大切な家族の）体を預けて大丈夫だろうか？”――と不信感が募ってしまいます。今でこそインターネットなどを活用してある程度のことは調べることができますが，それでも患者さんは医療の素人です。専門知識が少ないため，自分で判断できないことが多々あります。その際は，医療者・医療機関を“信じる”しかないのです。信頼こそが医療機関の要です。信頼できる組織かどうかを常に患者さんやご家族から敏感に捉えられているという自覚をもたなければなりません。

医療機関での勤務経験が長くなると，患者さんの立場から考えるという意識が薄れ，“医療側の考え”で行動してしまうことがあります。すると，“忙しいのになんで声を掛けてくるの？”“自分の守備範囲ではないこと”などと，困っている患者さんよりも忙しい自分を優先した考え方に傾いてしまいがちです。それでは，患者さんがないがしろにされかねません。

患者応対は，その時々の状況，相手によって違います。例えば同じ行為を行っても，ある人は“熱心・親切”，またある人は“しつこい・不快”とまったく逆に捉えることがあります。その人との距離感や相性によって変わってくるのです。職員同士であっても，普段からコミュニケーションがとれている人から何か頼まれたら心良く「はい」と積極的に引き受けたくなるでしょうが，普段こちらが頼んだことをろくにしてくれない人が困っているときには，助けようという気持ちにはなりにくいでしょう。普段の関係により仕事のしやすさが変わってきます。良好なコミュニケーションが行われているなかでは気持ちに余裕ができ，患者さんにも自然と笑顔で気持ちのこもった応対ができることになります。職場の人間関係で悩んでいる職員は，患者さんに笑顔を出しにくいものです。

気持ちよく働ける職場環境とするには，職員一人ひとりが普段から基本行動を良い方向にもっていくことで，回りの環境がプラスのスパイラルに変わっていきます。すると“仕事を通じていい人間関係を築くことができて幸せ”と思えるようになります。仕事には，もちろん辛いこと，きびしいこともありますが，“仕事＝楽しい”と思えるほうが，日々明るく楽しく生きていくことができます。

著者が大学で講義を行う際，よく学生には“コミュニケーション力をつけること＝生きる力をつけること”“コミュニケーションスキルを磨くことは生きるコツを身につけること”と伝えています。いろいろな気づき・学びの習慣をつけることで人生がいい方向に向かいます。これから医療を目指す方は，自分がどのような組織に身を置きたいかを考えてみてください。自分が“このような組織風土の良い医療機関に入職したい”と願うのと同時に，医療機関も“当院の組織風土に合った良い人材に来てほしい”と願っています。つまり，就職先も相思相愛で決まるのです。したがって，人を財産だと考える組織，つまり患者さん・ご家族への対応だけを良くするのではなく，院内全体の組織風土を高め，風通しのよい組織となるために継続的に活動を行っている医療機関に入職するには，自分をよりいっそう高めるための努力・準備が必要となることを忘れないでください。

この本は，より良いコミュニケーションの実践のための必要最低限の知識とは何か，またその知識をもとにいかに誤解なく相手に思いを伝えるかを実践することを目的としています。単なるノウハウの習得本ではありませんので，一度目を通すだけではなく，何度も読み込んで知識を自分のものにしてください。本書が，不安を抱えている多くの患者さんやご家族への貢献の一助となれば幸いです。

2023 年 3 月　小佐野　美智子

〈目　次〉

第1章

接遇の基本

1　社会人としてのマナー

1　身だしなみ（服装・髪型・メイク）

(1)「おしゃれ」と「身だしなみ」の違い

「身だしなみ」とは何でしょうか。職員一人ひとりがその意味や重要性を理解していないと，「なぜこんなにきびしい決まりを守らなければならないの？」と，不満の声が上がりかねません。

まずは，「**おしゃれ**」と「**身だしなみ**」の違いを理解しましょう。

「おしゃれ」とは，「自由に着飾ること」「自由な髪型をすること」「自分が好きな格好をすること」──などでしょう。キーワードは，「自由」「自分」「好き」。一言で言えば“**おしゃれ＝自己表現**”です。プライベート性が強く，基本的には自分の価値判断で決めて表現するものです。

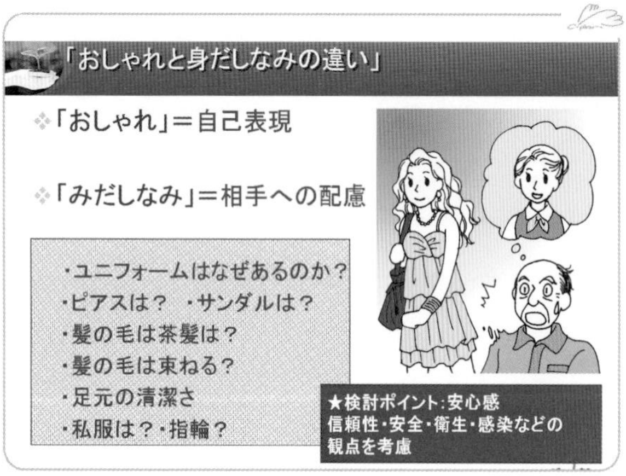
「おしゃれと身だしなみの違い」
「おしゃれ」＝自己表現
「みだしなみ」＝相手への配慮
・ユニフォームはなぜあるのか？
・ピアスは？　・サンダルは？
・髪の毛は茶髪は？
・髪の毛は束ねる？
・足元の清潔さ
・私服は？・指輪？
★検討ポイント：安心感
信頼性・安全・衛生・感染などの
観点を考慮

それでは，「身だしなみ」とは何でしょうか。「その場に合わせた服装」「相手に合わせた髪型」「違和感のない髪の色」「不快感を与えない服装」などで，「相手」「合わせた」「違和感のない」「不快感を与えない」などがキーワードとなります。一言で言えば“**身だしなみ＝相手への配慮**”です。

(2) 医療機関における身だしなみ（安心感を与える）

医療機関における身だしなみの大前提は，「**患者さんやご家族など来院されるすべての方に不快感を与えない**」ことです。患者さんは，心や体に何らかの病を抱え不安な状態です。また，医療機関は年齢，性別，生活スタイルなど，多様な人々が集まる場所でもあります。気持ちがふさいでいる方や，価値観の様々な人が見て，誰からも好感をもたれる服装や髪型等であるよう，心掛けましょう。

具体例を挙げましょう（図表1–1）。**髪の色**は，男女問わず黒，もしくは明る過ぎない適度な濃い栗毛色（茶色）程度にします。ご高齢者は，髪の毛の色が明るいと“素行が悪いのではないか？”と不信感を抱く傾向があります。また，**華美な印象を与える装飾品**（×ネックレス・ピアス・光りものや先端の鋭利な髪留め・マニキュアなど）は控え，**不衛生な印象を与える髭や長い爪，髪**も手入れが必要です。**女性のメイク**は，華美すぎたり，不潔な印象を与えないことです。ノーメイクは社会人として避けるのが常識です。血色が悪く見えないよう適度にチークを頬に乗せると，健康的で明るい印象を与えられます。また，まつ毛のエクステは相手に不自然な印象を与えたり目に負担をかけるため，控えたほうが無難です。

身だしなみが適切かどうかは，「**身だしなみチェックシート**」（図表1–2）で，定期的にチェックするとよいでしょう。

図表1-1　医療者の身だしなみ（男女別）

女性

頭髪
・長髪は束ね，束ねた髪が背中に付く場合はアップする（ゴムの結び目から15cm目安）
・前髪は眉まで
・お辞儀をしたときに落ちてくる髪はすべて留める
・髪の色は落ち着いた色（日本ヘアカラー協会レベルスケールをもとにレベルチェックを行う。6を推奨）

顔
・笑顔を忘れず
・メガネの油まくなどに注意

肩：フケ・抜け毛

ユニフォーム
・清潔に（・プレス・丈・ほころび・しわ・汚れ・ボタン）
・下着やTシャツ（文字・柄入り）が透けていないか

カーディガン
・紺・黒・白・茶で無地*
・きちんと洗濯する*

臭い
・口臭・体臭に気を配る（香水・香りの強いハンドクリーム・整髪料）

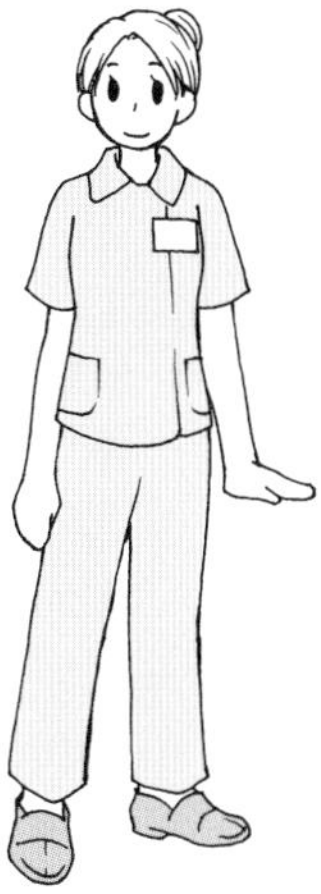

化粧
・濃すぎず
・つけまつ毛・エクステ禁止
・清潔に感じよく

髪留め
・ゴム・ピンはシンプルで
・シュシュはしない（もしくは黒茶の単色）*
・髪の色に近いもの

アクセサリー
・ピアス・ネックレスはつけない（安全・衛生の観点から）

名札
・正しい場所につける
・シール・マスコットはつけない

手
・いつも清潔に
・爪は短く
・マニキュアはつけない
・指輪はつけない（結婚リングは可）*
・ブレスレット禁止

ポケット
・ペンは必要な数だけ
・手袋，医療材料は入れない

足もと
・汚れていないか
・破れていないか
・かかとを踏みつけていないか
・すり減っていないか
・靴下の色は制服に調和した色

靴
・安全で活動的なもの
・シューズ（かかとが完全に覆われているもの）
・サンダルは控える

男性

頭髪
・清潔感のある髪
・好印象を与える髪型
・髪の色は落ち着いた色（日本ヘアカラー協会レベルスケールをもとにレベルチェックを行う。6を推奨）

髭
・清潔感を出すため，綺麗に剃る

アクセサリー
・ピアス・ネックレスはつけない（安全・衛生の観点から）

顔
・笑顔を忘れず
・メガネの油まくなどに注意

肩
・フケ・抜け毛

臭い
・口臭・体臭に気を配る（香水・香りの強いハンドクリーム・整髪料）

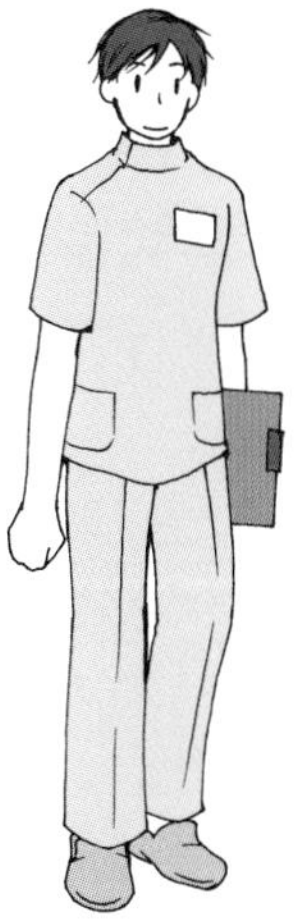

名札
・正しい場所につける
・シール・マスコットはつけない

ユニフォーム
・清潔に（プレス・丈・ほころび・しわ・汚れ・ボタン）
・下着やTシャツ（文字・柄入り）が透けていないか

ポケット
・ペンは必要な数だけ
・手袋，医療材料は入れない

手
・いつも清潔に
・爪は短く
・指輪はつけない（結婚リングは可）*

カーディガン
・紺・黒・白・茶で無地*
・きちんと洗濯する*

足もと
・汚れていないか
・破れていないか
・かかとを踏みつけていないか
・すり減っていないか
・靴下の色は制服に調和した色

靴
・安全で活動的なもの
・シューズはかかとが完全に覆われたもの
・サンダルは控える

（＊については院内規定に合わせる）

図表1-2　身だしなみチェックシート

身だしなみチェックシート（行動・印象の確認）

実施者＿＿＿＿＿＿＿＿

評価者名＿＿＿＿＿＿＿＿

当院のテーマ：不快感・不安感を与えない・安心感を与える

到達レベル　：「わかる」から「できる」へ（実行に移す）

チェック項目	当院の定義（キーワード）	詳　細	自己評価
1）第一印象・トータルイメージ（行動基準）	◎安心・清潔・信頼 ▽不潔な印象を与えない ▽不快感・不安感を与えない	①笑顔ややわらかい表情でお出迎え・一呼吸置いたお見送りができる（親身な対応） ②先駆けて相手に届く挨拶，言葉掛けができる ③職員同士の声掛け・アイコンタクトができる	ABC ABC ABC
2）髪	◎落ち着いた色＝誠実さ ▽おくれ毛・派手なピン・小物 ▽長髪のまま・鬱陶しい前髪 ▽立たせすぎる髪型（男性）	④ピンは黒か茶色・華美なもの光るものはつけない ⑤髪の色は明る過ぎていない状態を保っている（日本ヘアカラー協会6レベルを基準） ⑥女性は長髪を束ねるだけでなくまとめる（顔にかかる髪はピンで留める）・男性は無精ひげ・揉み上げ×	ABC ABC ABC
3）顔	◎ナチュラルメイク＝安心感 ▽過度な化粧・ノーメイク ▽アクセサリー・ピアス	⑦過度なメイク・ノーメイクではない ⑧つけまつ毛やエクステはしていない（華美な印象） ⑨ピアスはつけていない（感染・安全面）	ABC ABC ABC
4）手	◎清潔な爪 ▽マニキュア・指輪 ▽長い爪・爪垢	⑩つけ爪・ネールアートはしていない ⑪指輪はつけていない（感染面） ⑫爪は常に短く清潔に切っている	ABC ABC ABC
5）身なり	◎清潔に保たれた服装 ▽汚れ・しみ・フケ ▽着方（ボタン・丈）前開き	⑬身なりはしわや汚れがない状態を保っている ⑭名札はシンプルに保ち，シールなどつけていない ⑮胸ポケットにボールペンを入れ過ぎていない	ABC ABC ABC
6）足	◎清潔に保たれたシューズ ▽ストッキング・靴下の色 ▽汚れ・履き方（かかとをつぶす等）	⑯ペディキュアはしていない ⑰服装・制服に調和していない靴下（ストッキング）をはいていない ⑱靴はつぶしてはいていない（汚れたら交換）	ABC ABC ABC
7）におい	◎不快感を与えない ▽過度な香水・ヘアリキッド ▽口臭・たばこ	⑲香水・臭いのきつい整髪料やハンドクリームはつけていない ⑳煙草やニンニクの臭いをさせていない	ABC ABC
※医療人としてふさわしい見た目であるかどうか。相手に清潔感・誠実感・安心感を与えられているかそのつど判断し，判断に迷う際には上司に相談し指示を仰ぐ（勝手な判断はしないこと）。			

2 言葉遣い（適切な敬語や語尾・禁句）

“言葉遣いは心遣い”。相手に自分の気持ちを誤解なく伝えるため，「言葉遣い」は大切です。身だしなみの一つと位置づけてほしいものです。

（1）敬語の種類

敬語には，**尊敬語，謙譲語，丁寧語**があります。尊敬語は相手を敬う言葉です。主語は「○○さん（患者さん）」となります。一方，謙譲語の主語は“私（自分）”で，自分の行動を，相手より一歩後に引いた立場で表現する言葉です。

丁寧語は，話し手が聞き手に対して直接敬意を示したり，改まった気持ちで話す際に用いられます。例を挙げると，「です」「ます」「ございます」などです。「お茶」などのように，頭につける「お」は丁寧語として用いられます。また，「めし」を「ご飯」と言い換えるのも丁寧語です。

「鈴木さん（患者さん），今，お手紙書いて　いらっしゃるのですか？」
相手が主語→尊敬語にする　≪丁寧語≫　≪「いる」の尊敬語≫

「私が，　お手伝い　致します」
私が主語→謙譲語にする　≪丁寧語≫　≪「する」の謙譲語≫

（2）語尾の発声の仕方で，受け取られ方が変わる

敬語の適切な使い方も大切ですが，同時に言い方・伝え方にも気を付けなくてはなりません。

特に語尾が「い」で終わる言葉を発する際には，語尾を強めることで「依頼形」が「命令形」に聞こえてしまいます。例えば，「こちらでお待ち下さい」という言葉の語尾を強めてしまうと，待っていてほしいというお願いのはずが，「待て！」という命令のように感じさせてしまいます。

医療機関においては，流暢な敬語を使いこなす以前に，相手に**“理解してもらえるように話す”**術を身につけることが大切です。言葉に心がこもっているかどうかが重要なのです。

〈適切な言葉遣いと具体例〉

(1)　職員（身内）に対して尊敬語を使わない（院外の方に対して職員を表わす場合）

× 「先生がいらっしゃいます」「先生が来られます」
○ 「先生が来ます」「医師（主治医・担当医）が参ります」

(2)　職員に対して敬称をつけない

× 「検査技師さんに検査をお願いしますので，お待ちいただけますか？」
○ 「検査技師が検査を致しますので，お待ちいただけますか？」

(3)　組織内の別の部署の職員がご案内をする際は謙譲語を使う

× 「外来受付から呼ばれます」
○ 「外来受付からお呼び致します」

※組織内は一つのファミリーと捉え，自分が主体のときと同じ言葉を使います。

(4)　「禁止」「ダメ」「できません」は控え，お願いに変える

× 「この場所での携帯電話の使用は禁止です」「禁止となっております」
○ 「この場所での携帯電話の使用はご遠慮いただいております。エレベーター前のエリアはお使いいただけますので，次回よりそちらでお願いできますか？」

※命令されているような印象を与えたり，一方的に冷たく断っている印象を与えないよう努めます。

(5)　すぐに断らず，できる方法を探す

×（「昨日からひどく目が痛むので，今，診てもらえないか？」との問合せに対して）「申し訳ございませんが，当院は予約制となっておりまして，予約の方が優先となっております。予約をお取りいただいたうえで診療となりますがよろしいでしょうか？」

○「痛みがおひどいのですね。今，確認致しますので少々お待ちいただけますか？」

※相手が無理を承知で頼んでいる気持ちを考えたとき，確認もせずに「決まりなのでできません」と断るのは，“納得感”が得られにくいものです。たとえ言葉遣いは丁寧であっても“不親切”“冷たい”印象を与えてしまいます。また，何か聞かれた際に「わかりかねます」という言葉がありますが，相手にとっては何の解決にもつながりません。使用は控えるようにし，「確認致します」と答えます。

(6)　相手を低く見ていると思わせる言葉は使わない

×「御苦労さまです」

○「お疲れ様です」「お世話様です」「お世話になっております」

※「御苦労さま」という言葉は，組織内では上司から部下に対する労いの言葉として広く使われています。

(7)　語尾に「ね」の使用はなるべく控え，「ね」を伸ばさない。

×「こちらのテーブルに置いておきますねー」

○「こちらのテーブルに置かせていただきます」《一方通行》

◎「こちらのテーブルに置いておきますがよろしいでしょうか？」《双方向》

※「ね」を親しみの表現と感じる人もいる反面，馬鹿にされたと感じる方もいます。

(8)　「が」留め「で」留めせず，言葉の語尾をはっきりと最後まで伝える

×「鈴木さん（業者さん）が，かなりお待ちになられていますが…」

○「鈴木さんが，かなりお待ちになられていますが，もう少しお待ちいただけるかどうか，確認したほうがよろしいでしょうか？」

(9)　質問は中途半端にせず，わかりやすく

×「佐々木さん，今日のお迎えは…？」

○「佐々木さん，今日の帰りにご家族がいらっしゃる時間は何時ですか？」

(10)　使用を控えたほうがよい言葉

①　患者さん・ご家族に対してNG：上げる・下げる，重い・臭い・面倒・お迎え・新患

×「（患者の）田中さんを4階に上げます」

○「田中さんを4階にご案内します」

※患者さんを物のように扱い，相手を傷つける失礼な言葉は使用してはいけません。

②　先輩・上司に対してNG：でも・どうせ・だって・だめ・今ですか？・できません・無理です

×「1人ではどうせ無理です」

○「ここまではできると思いますが，この先が1人では心配なので，再度教えていただけますか？」

(11)　医療現場で特に避けたい話題

×人の病状・死に関すること・宗教・結婚・お子さん

○天気・季節，相手が伝えてきた情報に関連した話（相手の趣味・プライベート・仕事の話など），自分のちょっとほのぼのとした生活のなかのエピソードなど

※不必要に病状の話題をするのはやめましょう。今の社会は結婚をしない方，高齢でも独居の方などが多くなっておりますので，勝手な想像でお子さんやお孫さんの話題などに触れることがないようにも気を付けましょう。

3 話し方（丁寧・わかりやすい・声の大きさ）

(1) 声のトーン・大きさ・スピードと，相手の求めに応じた説明のレベル

言葉は相手に伝わるように伝えなくてはなりません。

そのために気を付けたいのが，**声のトーン**です。高すぎず，低すぎず，ドレミでいえば，「ソ」の高さをイメージするとよいと思います。

まずは自身の声の高さを自己分析し，高めの方は「高すぎないか」を確認します。高すぎると耳障りになることもあります。また，低めの方の場合は，機嫌が悪い・感じが悪いと受け取られることがあります。特に電話を通すと，声が実際より低く聞こえる傾向がありますので，ワントーン高めに発声するように心掛け，習慣化するとよいでしょう。

次に，**わかりやすい説明**も必要です。丁寧な説明を好んだり，簡潔な説明を好んだり，人によって求めるものは変わります。ここを読み間違えると，“説明不足で心配”“くどい説明で疲れた”といった印象を与えてしまいます。

医療現場のコミュニケーションで大切なのは“一方通行コミュニケーション”ではなく“双方向コミュニケーション”です。相手の様子に応じて適度な加減を探りましょう。

最後に，**声の大きさとスピード**です。耳が遠いご高齢の方には，実は大きな声よりも，ゆっくりとしたスピードのほうが大切です。ご高齢になると，一つひとつの音が響いて重なって聞こえてしまう傾向にあるようです。したがって，ボリュームだけ上げても，早口のままでは，かえって聞こえにくくなるようです。実際，耳鼻科医は，「電話の声が聞き取りにくい」という患者さんからの訴えをよく受けるそうですが，その際，「電話の相手には，大きな声ではなく，ゆっくり話してもらえるようにお願いしてください」と伝えているそうです。

なお，声を大きくする場合には，高圧的な印象を与えないように注意しなければなりません。低めのトーンで大きな声であると，相手に威圧感を与えることがあります。特に語尾が強いと，怒鳴られているような印象を与えることがあります。話し方にこうした特性がある方は，特に注意しましょう。

〈心に余裕がないときの気持ちの切替え方〉

心に余裕がないときには，相手に合わせた話し方はもちろん丁寧な対応がむずかしくなります。次のような状況のときには，自分を見つめ直して気持ちを切り替えましょう。

① **忙しいとき：**“忙しくて丁寧になんてできない”と思っていると，言葉や表情がこわばります。不安を抱えている人を多く受け入れる場所だからこそ，忙しい時でもそうでない時でも，なるべく差がないように対応しましょう。ギャップがあると不信感を招きます。

② **仕事に不慣れで焦り，精神的余裕のないとき：**自分に余裕がないとパニックになる人がいます。“わからないことを聞かれたらどうしよう？”と思っていると，相手に安心感は与えられません。わからなければ，わかる人に確認したうえで伝えればよいのです。自信をもち，堂々と対応しましょう。

③ **「なぜそんなこと言うの？」と相手を責めてしまうとき：**クレームを言われた際に，“なぜそんなことを言うの？”といったマイナスの感情をもたないようにしましょう。相手を責めるのではなく，「聞いてあげることで相手の方は少し気持ちが楽になったかもしれない」と，自分が相手に対して役に立てたかどうかを基準に考える習慣をつけましょう。

4 態度・表情・アイコンタクト

(1) 目を合わせて話をする

コミュニケーションにおいて，話をしているときの**態度・表情・アイコンタクト**はたいへん重要です。なぜかといえば，それが**心を読み取る情報源**になるからです。

患者さんには，柔らかい表情で，相手の目や口元を見ながら話かけるように心掛けましょう。忙しくしていると，つい自分の手元の作業にばかり視線がいってしまいますが，会話のなかで一度でもアイコンタクトができると，関係性がよくなるものです。

(2) “素（無表情）の顔”は案外，人に見られている

また，表情に関し，仕事中に是非意識していただきたいのが，「**待ち姿勢中の素の顔**」です。相手に見られていないと仏頂面になったり，恐い表情になったり，眉間に皺を寄せていたりする人が案外多いのです。自分ではなかなか気付きにくいので，職員同士で気付いたときに声を掛け合えると良いと思います。

医療従事者にはその仕事柄，“人の役に立ちたい”という誠実な気質の方が多い傾向にあります。ところが，気持ちが表情に出やすい方も多いため，患者さんに優しく振舞うつもりでも，自分に余裕がないと笑顔が出ないという現象が起きてしまいます。これを防ぐためには，心のもち方，考え方をポジティブにする習慣をつけてトラブルに強い心や考え方をもつことです。

つらく当たる患者さんがいたら，「嫌な患者だ」と思うのではなく，「きっと何か抱えているものがあって素直になれないんだろう。生活のこと，仕事のこと，不安なことがたくさんあるはずだ。少しでも力になれたらいいな」と考えることによって，相手に向ける表情が明るくなり，そのことにより，自分自身への心のダメージも小さくなります。

〈言いにくいことを伝える際のテクニック〉

(1)　間接的に伝える

例）仕事中によく髪をいじる癖のある職員に，改善するように伝えたいとき

「私はあまり気にならないけど，患者さんが気にするかもしれないので，髪の毛は触らないようにしたほうがいいかもしれませんね」

(2)　“すもうの法則”を活用する

伝えにくいことをうまく伝えるためには，**“すもうの法則”**というのがあります。この順に話をすると，相手の受容する気持ちが高まります。

①「<u>す</u>ごくいいと思う（もしくは「ありがとう」）」　**＝相手を承認する**
②「でも，<u>も</u>っとこうしたほうがさらに良くなる」　**＝さらに良くなるための提案をする**
③「こうしてもらえたら<u>う</u>れしい（助かる）」　**＝喜ばれることを認識させる**

(3)　“憤り”から“育成”の観点へ

×「何でこんなことができないの？」「何で間に合わないの？」「何度言ったらわかるの？」

○「どうしたらできたと思う？」

自分の憤りをそのまま伝えるだけでは，相手の行動を変えるのはむずかしいものです。相手を伸ばそう育てようという観点が必要です。「どうしたらできた？」と問いかけることで，相手の考えを引き出し，行動の改善点が出やすくなります。

5 挨拶・お辞儀

(1) 挨拶の３つの鉄則――「先駆けて」「笑顔で」「感じよく」

挨拶は，**相手の存在を肯定する最もわかりやすい意思表示**です。“挨拶をしない”ということは，“相手を大事に思う気持ちが欠けている”ととられても致し方ありません。**“挨拶は心の扉”**ともいわれるように，相手の心に訴えかけるものなのです。

挨拶は，ただすればよいというものではありません。「**先駆けて，笑顔で，感じよく**」行います。相手がしてからするのではなく，迎え入れる側が先駆けて気持ちよく行います。相手に安心感を与える挨拶ができたかは，相手が挨拶を返してくれる頻度でわかります。

職員同士なら会釈だけでも十分です。ただ，廊下ですれ違う際，会釈もなく素通りするのは避けましょう。同じ職員と1日に何度も顔を合わせるような場合，2回目以降は省略してしまうことがあるかもしれませんが，患者さんの目から見ると，“職員同士の挨拶がない殺伐とした雰囲気”に感じられるかもしれません。あらぬ誤解を与えないようにしたいものです。

(2) メリハリのついた大人のお辞儀を身に付ける

お辞儀は，その深さにより意味が変わります。①挨拶，②お礼，③お詫び――と，場面ごとに適切なお辞儀の深さを知り，実践しましょう。

①挨拶：15度程度。廊下で患者さんや職員とすれ違う際の会釈です。 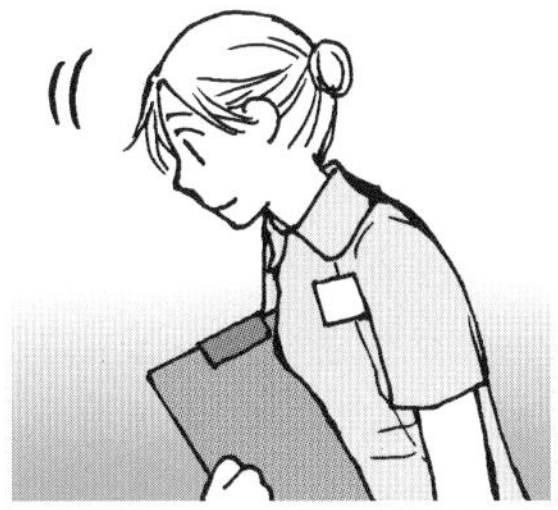	②お礼：30度程度。職員同士だとやや大げさになります。 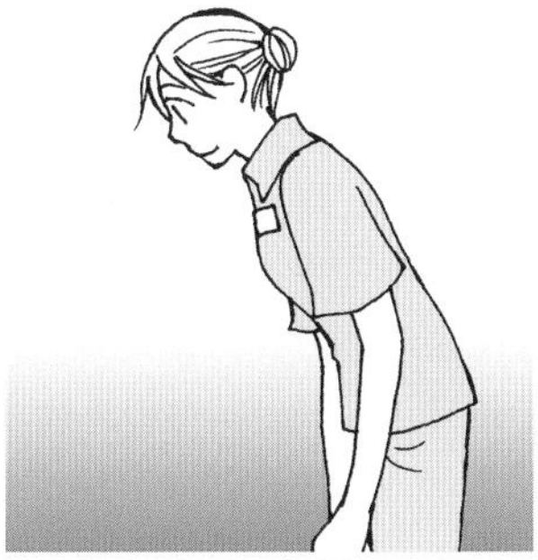	③お詫び：45度程度。誠意と謝罪の気持ちを伝えます。背中を丸めず，腰を折り曲げるように下げます。 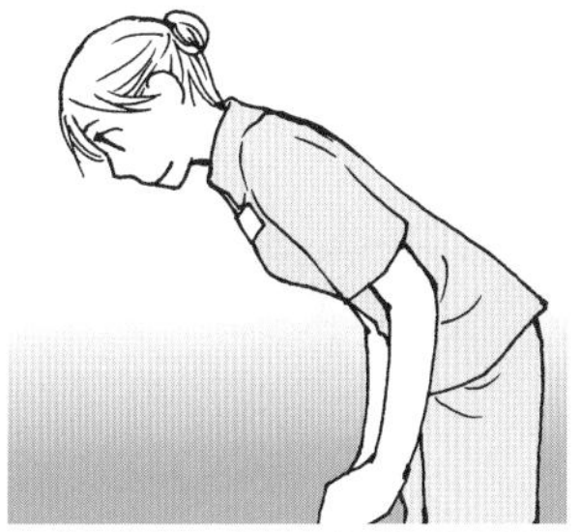

お辞儀は**テンポも大切**です。**下げる際はさっと，上げるときはゆっくりと行う**と，大人らしい丁寧な印象を与えます。上げるスピードと下げるスピードが同じだと，子供っぽい印象を与えてしまいます。ゆったりとした三拍子を頭で数えながら，「**いち」で頭を下げて「にい，さん」で引き上げます。**

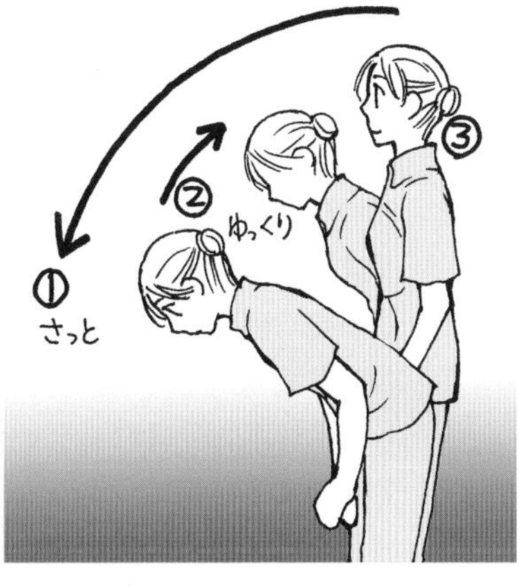

特にお詫びの際は，テンポが早くならないようにします。「申し訳ございませんでした」と謝罪の言葉と合わせて頭を下げる場合，「申し訳ございま」の間に頭を下げ，「せんでした」と言い終えてから静かに顔を上げます。当然のことですが，お詫びの際には笑顔は不要です。

メリハリのついた大人のお辞儀を身につけ，よりよいコミュニケーションに活かしてください。

6 名刺の受け取り方

(1) 貴重な物の受け渡し

患者さんに対しては，口頭で自己紹介（名乗り）はしますが，名刺まで渡すことは一般的ではありません。白衣を着ていれば医師・看護師などの医療職だと相手に簡単に伝わりますし，名札を付けているので氏名もわかりますから，医療従事者は，あまり名刺に馴染みがないかもしれません。知り合いの医師は，「実は名刺の交換の仕方を知らなくて，学会で講演をした先生と名刺交換をする際，並んだ列でこっそり前の人がどのように交換しているか盗み見ていたんだ」とおっしゃっていました。

名刺は，その人の**存在を表す重要な書類**です。その人の“プライド”といっても過言ではありません。

まずは，両手で受け取り，

「○○の○○様ですね。お待ちしておりました。ご案内いたします。こちらへどうぞ」

とスムースに取り次ぎます。

なお，あらかじめアポイントのない方には，

「○○の○○様ですね。本日はどのようなご用件でしょうか？」

(「ご挨拶にお伺い致しました」など，相手の要件を伺い)

「お急ぎでいらっしゃいますか？　確認致しますのでお待ちいただけませんでしょうか？」

と言って確認を急ぎます。

診療時間内には，来客応対がむずかしいことがあります。例えば，①診療時間中の来客はすべてお断りをする，もしくは②待つことができるか確認し，待っていただける場合には診療の合間に面談する――など，あらかじめ取り決めがあると来客対応がスムースです。ルールがないと，個々のスタッフがそのつど確認することになり非効率ですし，来客にも良い印象を与えません。

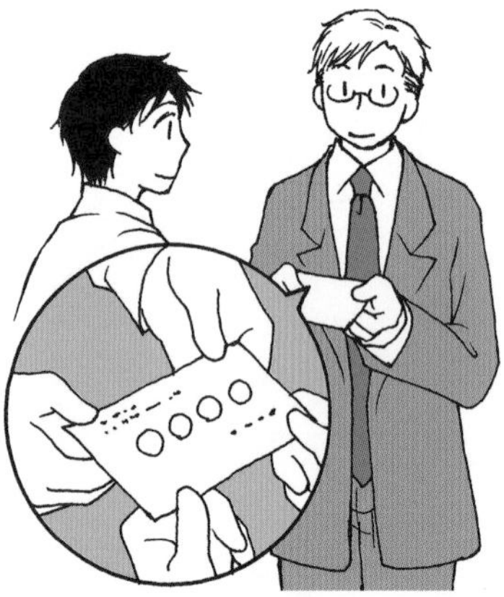

来客の方々は，医療機器の関係業者，医薬品会社のMR（医薬情報担当者）などが多いと思われますが，様々な医療機関に足を運んでいるため，無意識のうちに比較されています。家族らから病院の紹介を頼まれれば，「○○病院は，先生方は感じがいいけど，受付の応対が事務的で印象が悪いよ」などと，個人的見解を述べることもあるかもしれません。知らないところでそのように言われないよう，来院されるすべての方々に適切なマナーで接するようにしましょう。

〈名刺を受け取る際のポイント〉

① 受付などの取次ぎ担当者は，受け取った名刺を「取り次ぐ人」に渡す。
その間，曲げたり汚したりしないよう気を付ける。　→名指し人への配慮
② 名前が読みにくかった場合には確認する。
③ 名刺は片手で受け取らない・片手で持ち歩かない　→失礼に当たる行為
④ 名刺の文字を指でつぶさない
⑤ 名刺を机に斜めに置かない
⑥ 名刺をすぐにポケットや手帳などにしまわない
⑦ 名刺を置いたままその場を離れない　→個人情報の漏えい

7 応接室・面談室への案内の仕方

(1) 先に立って，歩調を合わせながらご案内

理事長先生や院長先生などへの来客の際，院長室や面談室にお通しする際のポイントを押さえておきましょう。

まず，面談をする部屋まで，先に歩くようにしてご案内します。2，3歩前を保つように，相手のスピードに合わせます。前だけを見て足早に歩くのではなく，ときどきお客様を振り返り確認しながら，廊下中央ではなく壁際を歩くようにします。

〈来客ご案内の際の注意点〉

① 最初に対応する人の第一印象は，組織全体の印象，そして取次ぐ者への印象に影響します。組織の代表としてふさわしい身だしなみを整える。
※服装や髪の乱れ，顔の表情，手の爪・靴下や靴の汚れに注意する。

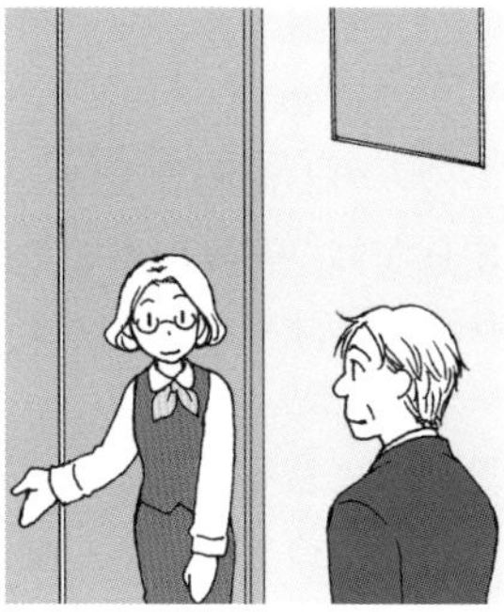

② 「お待ちしておりました」と笑顔で迎える。

③ 会議室・応接室までご案内する。

④ 「こちらでございます」と手でその方向を指し示す。
※この際，人差し指で刺すことはしない（幼稚な表現です）。
※階段や曲がり角の際には，手で指し示し，迷わないよう配慮する。

⑤ 来客より2，3歩先に歩き先導する。

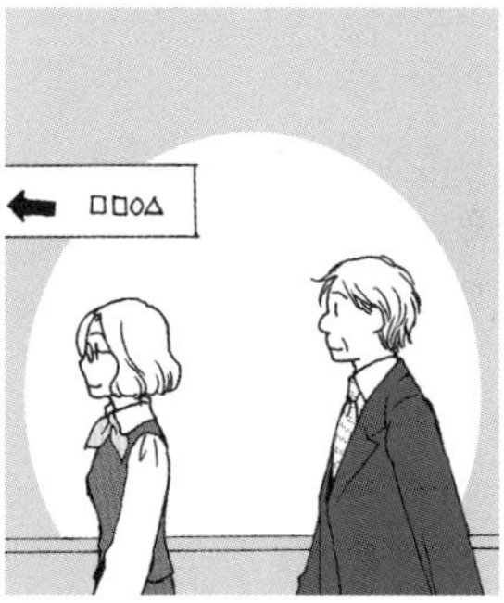

⑥ ときどき後ろを振り返り，来客に声掛けしながら，歩調を確認する。
※ご案内の途中，同僚とすれ違った際に，話し込んだり，友達言葉で話したりしない（会釈程度に留め，ご案内を最優先する）。

⑦ （応接室などに着いたら）扉を開ける。
※内開きの際には先に入ってご案内する。外開きの際には先にお入りいただく。

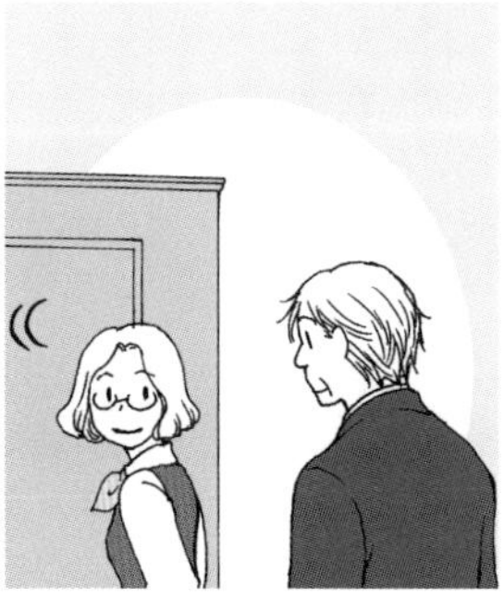

⑧ 応接室の上座を指し示し，おかけいただくよう促す。
「ただ今，院長が参りますので，お掛けになってお待ちくださいませ」「失礼いたします」と言って静かにドアを閉める。
※上座は基本的には，応接室の入口から一番遠い場所と覚えておく。ただし，部屋によっては窓の外の景色が見える側や花・絵等が見えるほうを上座としてご案内するケースもある。あらかじめ確認しておくこと。

⑨ お茶を出す。

8 お茶の入れ方・出し方

(1) 美味しいお茶，丁寧なお茶の出し方が医療機関の印象を決める

“お茶くみ”は，初歩的で誰にでもできる仕事のように言われることがありますが，実は，お茶の入れ方・出し方は，かなり“腕”が問われるものです。応対の柱と言っても過言ではないほど，来客者に大きな印象を与えます。

お茶の入れ方とその際に注意すべき点は，しっかり学んでおきましょう。

〈お茶の入れ方（2，3人分）と手順〉

※お茶は，開封後には冷蔵庫にしまうのが理想

① 茶葉の量を調整し，急須に入れる（大さじ2杯程度)。ポットのお湯（もしくは沸騰後の熱湯）をまずは，お客様用の湯のみに8分目ずつくらい入れる。

※これは，熱すぎるお湯をほどよいお湯（60℃前後）に冷ますため，また冬場はお客様のお茶を冷めにくくするために行うもの。

② 湯のみのお湯を急須に入れて蓋をし，1分程度静かに茶葉を蒸らす。このとき，急須は揺すらない（苦みが出てしまう)。横に揺らして湯気が上がる程度の温かさ。

※薄すぎず濃すぎず，ほどよい濃さでお出しする。

※あらかじめ，お客様のお好みがわかれば，それに合わせてお出しする。

③ 湯のみにお茶をそそぐ。その際，濃さを均等にするために，1人分ずつではなく，少しずつ均等につぎ分ける。量は湯のみの7，8分目くらいにする。

※茶托に置いたままお茶をつがない（茶卓にこぼれるのを防ぐため)。

④ 急須のお茶が残ったときも，最後までしっかりお湯を絞り切る。

※絞り切れば，2煎，3煎まで使うことができる（薄さは確認のこと)。

⑤ お茶を出すに当たり，お盆の上には，湯のみ・茶托とともに，必ずふきんを用意しておくこと。また，出す前に必ず茶卓にお茶がこぼれていないかを確認する。運んでいる最中に茶托にお茶がこぼれたら，必ず拭くこと。

※茶托にお茶がこぼれていると，お客様がお茶を飲もうと持ち上げた際に茶托が湯のみにくっついてしまったり，しずくが膝元にこぼれてしまいます。

お茶の「おいしい入れ方」			
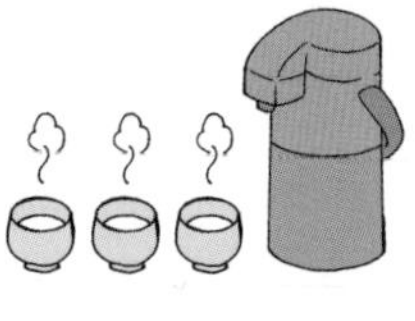	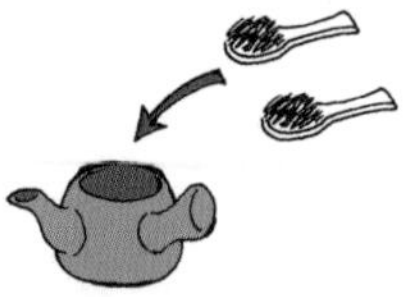	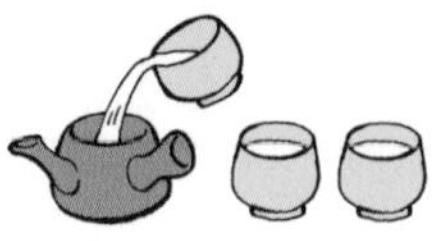	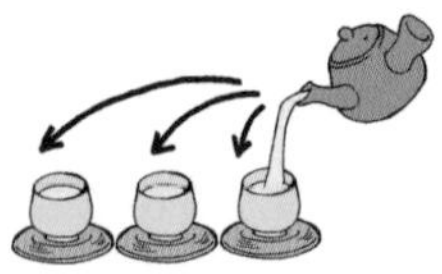
①人数分の湯のみにお湯を7～8分目ほどつぎ，お湯を冷まします。	②急須に茶葉を入れます（茶葉の量は，1人当り約2gほど)。	③湯のみで冷ましたお湯を急須に注ぎ，約1分間くらい静かに待ちます。	④それから湯のみに均等につぎ分けます。最後の一滴まで絞りきってください。

9 上司との会話，同僚との会話

(1) 上司から業務上の指示を受ける際は，「何を」「誰が」「いつ」などを確認

ついうっかりしてしまうのが，職員同士のコミュニケーションです。部下から上司への話し方については，客観的に見てもさほど問題はないものですが，上司から部下への対応と，同僚同士のやりとりというのは，問題を含んでいるケースが多々あります。

まず，業務を遅滞なくスムースに遂行するため，上司から業務上の指示を受ける際，次の点に注意しましょう。特に，「何を」「誰が」「いつ」の3つは最優先事項です。メモをとるなどしましょう。

〈指示を受ける際の確認事項〉

1. **何を**　（どんな仕事を）
2. **誰が**　（誰が担当するのか・単独か複数担当か）
3. **いつ**　（期日はいつか・今すぐとりかかるのか：優先順位の確認）
4. **どのように**　（どんな方法で，どのように行うのか）
5. **どこで**　（どこで行うことなのか）
6. **なぜ**　（なんのためにするのか，自分の役割を理解する）

(2) 職場での呼び掛けは，「さん」づけが基本

また，たとえ患者さんが見ていなくても，会話を聞いていなくても，白衣や制服を着用したときから職場は公的な場です。職場においては，常に組織の一職員として行動する必要があります。

呼び掛けるときは，スタッフ間でも「○○さん」と，「さん」づけで呼びます。上司が部下を名字で呼びつけたり，「ちゃん」づけしたりなど，私的な部分が出ないよう心掛けます。休み時間に休憩室などで，そうした呼び方をして親しく接することはよいのですが，業務時間中や患者さんのいる場所での呼び掛けには注意が必要です。

そうすることで患者さんからは二面性があるという不信感をもたれず，信頼を寄せられ続けることができます。ちょっとしたことでも患者さんはよく見ています。意識して行動し，無意識でもいい行動がとれるようにしましょう。

次の10項目が常に実行できているか確認しましょう。該当箇所にチェックしてみてください。

〈職員同士のやりとりで注意すべき点〉

1. □ 私語に聞こえる話し方（友達言葉）をしていないか
2. □ 部下に対して命令口調で指示をしていないか
3. □ 同僚同士でヒソヒソ話をしていないか
4. □ 同僚同士で盛り上がって笑い声が漏れていないか
5. □ 仕事に直接関係ない話を職場でしていないか
6. □ 人に対する親しさの距離が，人によってあからさまではないか
7. □ 患者さんに対する応対と職員に対する応対に大きな差はないか
8. □ 何人か（3人以上）で集まって話をしていないか
9. □ 患者さんの噂話（家族のこと・病状などのこと）をしていないか
10. □ 院内の職員の噂話をしていないか

10 第一印象（好感度アップ）

（1）のちのちの関係にまで影響のある第一印象

“印象”は変えることはできますが，“第一印象”は変えることができません。相手に与えるインパクトが一番強く，その印象が後々の関係まで尾を引くことになります。

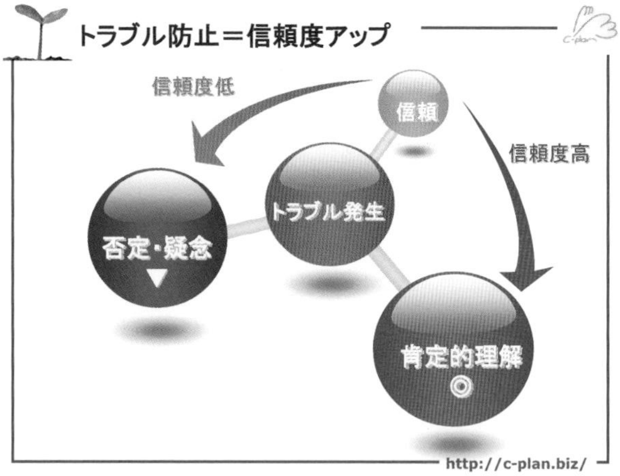

医療機関には，組織の印象をできる限り好印象からスタートさせたほうがよい理由があります。それは，治療や投薬の結果が必ずしも患者さんにいい方向にばかり向かうわけではないからです。誰もが必ず治る，効果が出るのであれば，多少印象が悪くてもトラブルにはなりにくいかもしれません。ところが医療においては，そうならないこともあります。その際，理解・納得していただけるかは，患者さんやご家族との信頼関係にかかっています。

医療機関自体の第一印象は，最初に接する人の対応しだいです。最初に不誠実な印象を与えてしまうと，そのあと的確な対応をしても「これは本当の姿ではないのでは？」と疑われかねません。

逆に，第一印象やそのあとに続くスタッフの印象，医師の印象が良く，誠実に患者さんに対応していた場合は，「ここまで一生懸命にやっていただいたのだから仕方がない」と肯定的に見てもらえる可能性は高いものです。

（2）相手の立場に立って，求められる表現を目指す

医療従事者の印象は，**“誠実・真摯・熱心・向上心・清潔・安心感”**というキーワードが理想的です。身だしなみは，無言でたくさんのメッセージを発信してしまいます。自分がしたいことをするのではなく，相手が安心して来院していただけるための表現を目指して，院内でもう一度見直しを図ってはいかがでしょうか。

また，組織内で人とかかわるうえでは「**素直さ・謙虚さ・感謝の気持ち**」を持ち続けられることが，よりよい職場の人間関係作りに欠かせない要素です。常に意識して行動しましょう。

11 挨拶

(1) 患者さんはもちろん，職員同士でも気持ちの良い挨拶を

挨拶は心の扉を開く魔法のようなものです。患者さんやご家族に対してだけでなく，院内におけるコミュニケーションにおいても非常に重要です。毎日顔を合わせる仲間同士，毎日気持ちよく挨拶ができれば，職場で働く際の気分も明るくなります。１人でもどんよりした挨拶をする人がいたら，やはり「気分が悪いのかな？」「機嫌が悪いのかな？」「嫌われているのかな？」など気になるものです。相手に余計な気遣いをさせないためにも，さわやかで気持ちのよい挨拶の励行を心掛けましょう。

挨拶の際，気を付けたいのが，「アイコンタクト」です。もしもすれ違う職員が目を合わせなかった場合，どう思いますか。理由は「目を合わせたくない」もしくは「たまたま合わせていない（無意識で他意はない）」のいずれかでしょうが，あまり対人関係を気にしないマイペースの人であっても，さすがに気になるのではないでしょうか。院内で気になることがあると，患者さん・ご家族に対して笑顔が出にくくなってしまいます。挨拶の際は，しっかりアイコンタクトをとり，笑顔で対応することを心掛けましょう。

(2) 上司からの指示の受け方

また，院内で上司から指示を受けた際には「はい」と返事をすることです。返事をしないだけで，関係がぎくしゃくすることがあります。新人職員のなかには，「何か頼まれても，できる自信がないから，返事ができない」という方もいますが，もしそうならば，「○○部長，実は，この仕事は一度教えてもらったきり，まだ1人でやったことがないため，引き受けたいのですが，自信がありません。もう一度教えていただいてもよろしいでしょうか？」と申し伝えればよいでしょう。無言で返事がなければ，頼めるのか頼めないのかがわからず，上司は単にやる気のない者だと思ってしまいます。もちろん，何でも「はい」と言えばいいというものでもありません。相手の言葉掛けに対し，何かしらの意思表示を行うこと，双方向コミュニケーションが大切です。

上司から指示があった際には，職員は次の点に注意しましょう。

〈指示の受け方と注意すべき点〉

① 上司に呼ばれたら，必ず反応を返すこと。「はい」と返事をしてすぐにそばへ行く。
② 指示の際には可能な限りメモを取る（業務中，患者さんの前では控える）。
③ 指示の途中では口を挟まず，まずは最後まで話を聞く。このとき，「できません」「今ですか？」は口にしない。
④ 指示は復唱し，期日の確認を行い，できそうにない場合は必ずその場で相談をする。
⑤ 他部署からの頼まれごとについては，直属の上司に確認をしてから引き受ける。
⑥ 判断に迷うことは勝手な判断をせず，依頼された上司に必ず相談をし，適切な指示を仰ぐ。
⑦ 途中経過については，タイミングよく報告を入れる。「この前頼んだのはどうなった？」などと言われないようにする。

12 電話応対

(1) 電話は1回鳴ったあとすぐに出るのがベスト

基本的なことですが，電話には，着信音3回以内で出るようにしましょう。とはいえ，1回も鳴らないうちに慌てて出ると，混線してしまったのではないかと相手が驚くことがありますから，1回鳴ったあとすぐに出るくらいがベストでしょう。また3回以上鳴らしてしまった場合には，必ず「お待たせいたしました」と最初に言葉を添えます。

電話応対時のポイント

① **3回以内で出る**
はっきりと元気よく(言葉のスピード速すぎない)
・3回以上で出る際には一言を添える

② **電話をかける際**
・名前を名乗る
・状況を確認する

③ **電話を切る際**
受話器を静かに置く

③ **電話で話をしている間の姿勢**
姿勢を正して話をする

電話に出る際には，必ず部署，名前を名乗ります。自分が責任をもって対応しますという意思表示になるということと，掛けてきた人への配慮（再度連絡を入れた際に対応者を探すことがないように）にもつながります。

電話は，相手が見えない状態でのコミュニケーションですから，声のトーンや言葉遣いが相手への第一印象になります。第一声は明るく，わかりやすく伝えることを心掛けましょう。特に高齢者の方からの電話に対しては，早口になりすぎたり声がこもったりしないよう，少し大げさだと思うくらい口を大きく開けて話すとはっきり聞こえます。また，相手に自分の姿が見られていると思って対応する習慣をつけます。姿勢が悪いと声のトーンもだらしなくなりがちですし，不機嫌な顔で感じのよい話し方をすることはむずかしいものです。笑顔で話をするようにしましょう。

電話応対の相槌は，「うん」ではなく「はい」を使います。患者さんは，いくらなじみであっても友達ではありません。いい距離感を保ち，節度ある対応を心掛けましょう。

ちなみに，電話応対者の善し悪しがよくわかるのは，「医療機関への道順を聞かれた際の応対」です。いくつかの道順ごとに説明の仕方をあらかじめ決めておき，新人職員でも的確に簡潔にわかりやすく答えられるように準備しておきましょう。

(2) 電話を掛けたときは，相手の都合を聞いてから本題に入る

掛ける際に注意したい点は，必ず「今，お時間よろしいでしょうか？」と確認をすることです。もしかしたら，ちょうど出掛けようとしていたところだったかもしれません。その場合，前置きなしに話を続けると，非常に迷惑になります。見えないからこそ，気遣いを忘れないことが重要です。

(3) 電話を切るときは，一呼吸おいてから静かに

電話を切るときには，相手が切ったことを確認してから切るのがマナーです。特にこちらから掛けた場合は，一呼吸おいてから静かに受話器を置きます。急いでいるとガチャガチャと激しく置いてしまうことがありますが，その音は案外響くもので，相手に不快な印象を与えます。

(4) 周囲にいる人は，騒がしくしない

人が電話で話をしている最中には，周りで騒がしくしないように気を付けましょう。電話の相手にも失礼ですが，電話をしている職員が話に集中できなくなります。このような配慮を欠かさないようにすることで，職場環境を良好に保つことができます。

13 エレベーターの利用

(1) エレベーターでは操作ボタンの前に立つ

エレベーターへのご案内は，まず患者さんやご家族，来客が優先です。続いて案内担当者も素早く乗り込み，エレベーターの操作ボタンの前に進み，自らがご案内する体制を整えます。

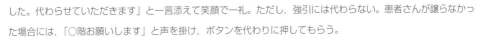

〈エレベーターのご案内の注意点〉

① 足元に注意しながら扉が開いていることを確認する。

② 安全確認ができたら，「開く」のボタンを押して，患者さんに先に中に入っていただく。

③ 続いて自分も乗り込み，操作ボタンの前に立って，行き先ボタンを押す。患者さんに「何階ですか？」と声を掛ける配慮を忘れずに。

※なお，職員以外で先に操作ボタンを押してくださる方がいた場合は，労いの言葉を掛けながら，さりげなく代わる。「ありがとうございました。代わらせていただきます」と一言添えて笑顔で一礼。ただし，強引には代わらない。患者さんが譲らなかった場合には，「○階お願いします」と声を掛け，ボタンを代わりに押してもらう。

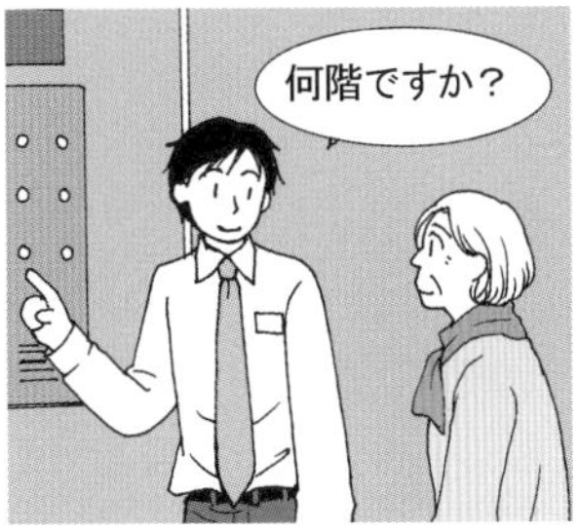

④ 降りる際にも，患者さんやお客様が先になる。安全確認をしてドアに挟まれないように配慮する。

14 モノの受け渡し，預かり方（書類から落とし物まで）

(1) 落とし物は期限を決めて取り置き，その後は警察との連携を

物の受け渡しについては，その所作が問われます。特に保険証，診察券，名刺など，貴重品の取扱いが多いなかで，どのようなことに気をつけたらよいか重要事項を押さえておきましょう。

カルテなども貴重な資料です。病状等のプライバシーにかかわる重要情報が記載されていますので，置いたままにして他の人に見られてしまうことがないよう注意を払わなければなりません。

落し物の取り扱いも十分に注意しましょう。財布等の貴重品は，見つけた方からお預かりする際にも両手で受け取り，丁寧に取り扱います。

物の受け渡し（受け取り方）

① 貴重品の取り扱い上の注意
- 両手で受け取る
- アイコンタクトを取りながらきちんとお返しする
- 無くさない様細心の注意を払う

② 置く場合
- 横、斜めに置かない（まっすぐ置く）
- カルテなど重要情報が記載されている書類は他の患者の目に触れない様細心の注意を払う
- 雑に置かない

③ 持ち運ぶ場合
- 両手で持ち歩く（胸元に抱えるように）
- 渡す際、片手で渡さない（片手の場合にはもう一方の手を添える）

なお，一般的に，落とし物は期限を決めて取り置きます。期限を超えたら，貴重品の場合には拾得物として近くの警察に預けるなど連携し，なくした方が困らないよう，また院内で紛失しないよう，ルール化しておくことをお勧めします。

以前は拾得物をガラスケースやかごなどに入れておき，落とし主が気付いたら持っていくというやり方も行われていましたが，自分のものではないものを間違って持っていってしまう可能性もありますし，何より美観の問題があるため，見えるところには置かず，心当たりのある方には受付に声を掛けてもらうようにしているところが増えています。ポスター掲示にその旨，わかりやすく記載しておくとよいでしょう。

15 web会議におけるマナー

(1) オンライン接続時の準備

世界的な感染性疾患の流行をきっかけに，直接人と会うことを控え，オンライン上でコミュニケーションをとるweb会議の体制が整えられ，一般的なものとなりました。オンライン診療はもちろん，多職種との院内ミーティング，他院や関連企業との打合せなどについても，オンライン上での実施が一般的なものになってきています。ここではweb会議におけるコミュニケーションのポイントを押さえておきましょう。

まず，web会議の接続時にはシステム動作の確認を必ず行います。また，電波接続の状況は不安定でないか，マイク・スピーカーの接続はできているかも事前に確認します。初めて参加する場合は，急な機器の不具合もあるため，間際での参加ではなく，事前に接続テストを行い，最低でも５分前にはweb会議に参加できる状況を整えましょう。Web会議は移動時間が削減される分，開始時間や終了時間が曖昧になりがちです。職場内や家庭からの接続であっても緊張感をもって参加しましょう。

また，web会議の主催者である場合は，会議に参加されている方がweb会議に慣れているのかを事前に把握し，トラブルに備えて，電話番号などをおうかがいしておくとスムーズにことが運びます。事前に接続テストなどができるとお互い安心です。

(2) オンラインだからこその好印象を目指す

オンライン会議は顔がメインに画面に映るため，マスクを外して行う際には「素の表情（無表情）」にならないようにします。相手に伝わる表情（笑顔）であるか，ご自身が写っている画面を見て確認してみましょう。

接続テストをした際には，①周りに不要なものが写っていないか　②照明が暗すぎる・明るすぎることはないか　③周りの音が気にならないか——等の確認をします。静かな場所から参加することが望ましいですが，救急車のサイレンや電車の走行音など，その場の環境により防ぎようがない音に関しては，ミュート（自分の音声が出ない設定）などを活用して参加します。その際には，事前に状況をお伝えし，ミュートを外して発言することを忘れないようにしましょう。

初対面の方とのオンライン会議の際には，名刺交換が省略されることが多いため，最初に名前や部署を確実に相手に伝えます。画面上の名前表示が自分のものになっているか，読みづらい名前であればひらがなやアルファベット表記にするといった工夫を行います。

web会議では，対面のときより相手の反応が把握しづらくなります。そこで，相手の話を聴いているときには少し大げさなくらい相槌を行うと，“聴いている”姿勢が伝わります。イメージとしては「一対一で聴く姿勢」です。また，オンラインという特性上，声を出して相槌を打ってしまうと，メインで話をされている方と音声が重なってしまい，聞こえづらくなってしまいます。頷きや表情を大きめにする，手を挙げるなど体を使ったリアクションを行うと，話している側が安心し，円滑なコミュニケーションにつながります。オンライン会議は，同じ場所からは１人での参加になることが多く，不安を感じやすい環境だと言えます。不安を取り除き，安心感を与えられる関わり方で参加しましょう。

2 医療者としてのマナー

《一般》

1 基本を押さえよう！「接遇６原則」

接遇とは，人と接するときの言動や態度に“おもてなしの心”をプラスすることです。医療現場では，スタッフの皆さんが患者様に対し，心のこもった温かく丁寧な対応をされているのをたびたび目にします。これは，単なる接客ではなく，医療接遇などと呼ばれるものです。

ここでは，医療従事者に求められる基本行動とも言える“接遇６原則”について学びましょう。

〈医療現場における「接遇６原則」〉＝迅速かつ丁寧かつ正確

① 見ること……相手を**よく見て応対する**
② 聴くこと……相手の話に**よく耳を傾ける**
③ 届けること……相手に**気持ちを届ける**
④ 伝えること……相手に**心を伝える**
⑤ 意識すること……常に**見られている聞かれているという意識**をもつ
⑥ 安心感を与えること……相手に**安心して来院してもらう**

(1) ①見ること＝キーワード「理解度・納得度・満足度」状況を把握するための「アイコンタクト」

「相手をよく見る」と言っても，じろじろと観察するということではありません。応対する相手に対して興味を示すということです。具体的にどうすればよいかというと，まずは相手の「目を見る」ことが重要です。目を見ることで，「何か尋ねたいことがあるようだ」，「何か困っている様子だ」といった相手の要求がわかりますし，自分の話した内容が理解されているか，自分の説明に納得しているか――など，相手の理解・納得の度合いがわかり，それに応じてサポートすることができます。

(2) ②聴くこと＝キーワード「傾聴」一対一で聴く姿勢・聴きたい気持ちで聴く姿勢

「相手の話によく耳を傾ける」とは，相手の言うことを理解しよう，または理解できるはずであるという姿勢で聴くことを意味します。相手に興味，関心をもって聴くということです。

誰かに何かを伝えるとき，言葉の選び方や表現の方法は人それぞれで，伝えるのが上手な人もいれば，不得手な人もいます。相手が誰であれ，聴く側が最初から「何を言っているかわからない」「この人の言うことは意味不明だ」などという先入観で臨んだのでは，伝わるものも伝わりません。

言葉とは不思議なもので，話し言葉でも活字になった文章でも，受け手が「わかろう」「わかりたい」という強い思いをもっていれば，たいていのことは理解できるものです。赤ちゃんとお母さんがよい例ではないでしょうか。赤ちゃんのまだ言葉とも言えないおしゃべりを母親が理解できるのは，もちろん慣れもあるでしょうが，「わかってあげたい」という強い気持ちがあるからだと思います。

(3) 届けること＝キーワード：確実に相手に伝えること（期日・時間・内容等）

相手に気持ちを届けるためには，丁寧に説明したうえで，最後に正しく伝わったか，相手が誤解していないかを確認する必要があります。例えば，３週間後に来院の要請をしたが，症状が変わらないにもかかわらず２週間後に患者さんが来院したケースでは，「正しく伝わっていなかった」と言うことになるわけです。ご高齢の方であれば，予約票をお渡しする際に，日付にマーカーペンを加えるなど，一手間の工夫をすることで，防げることはあると思います。

“一を聞いて十を知る”という人は，一見仕事ができるイメージがあるかもしれませんが，聞いていない9つが全部誤解だったとしたら，医療の現場ではそれほど恐ろしいことはありません。部下が誤解しているかもしれないと感じたら，正しく伝わるまで言葉で伝えましょう。

言ったつもり，伝えたつもりになっていないか，対患者だけではなく職員同士の報告・連絡・相談においても，忙しい時ほど「声がけ」「共有」「確認」を増やすことを心がけましょう。

(4) 伝えること＝キーワード：誤解なく伝わっているか（表情・態度・口調等のニュアンス）

「相手に心を伝える」ことは，接遇の肝と言えるかもしれません。ここで言う気持ちとは，相手の役に立ちたい，相手に心地よくいてほしい，相手を助けたい，といった「思いやり」の気持ちであり，接遇という対人コミュニケーションにおいて，なくてはならないエッセンスです。

ミスが多く改善が見られない部下に対しても，その部下のおかげで助けられているという気持ちで敬い，ときには「ありがとう」の一言をかけてみましょう。部下のモチベーションが上がりミスが減るかもしれません。「ありがとう」は，「承認欲求」を満たす必要不可欠な魔法の言葉です。

また，つい扉をバン！と閉めてしまったり，書類をバン！と置いてしまったようなときは，「失礼いたしました」と言って，機嫌が悪いなどという誤解を与えないようにしましょう。「不機嫌は社会（職場）の迷惑」です。繁忙期には特に焦る気持ちが乱暴な態度として出てしまうことがあります。意識して伝わるように伝える姿勢が現場では求められます。

「相手に心を伝える」とは，意思疎通を図ることです。そのために必要なのが言葉です。「言わなくてもわかるでしょう」「そんなの常識ですよね」という自己中心的な思い込みは厳禁です。

(5) 意識すること＝キーワード：プロ意識・限界をつくらない・二面性を見せない

「意識する」とは，常に人に見られている，聞かれているという意識をもつことです。それには，もう一人の自分が自分自身を観察している状態，つまり「自分を客観視する」ことが必要です。常に見られている，聞かれているという意識でいれば行動が整います。接遇は“常にいつでも誰にでも”なのです。人によって態度を大幅に変えることがないようにしましょう。また，組織人としてのあり方として，指摘は素直にプラスに受けとめ改善することです。「ご指摘ありがとうございます」の一言を伝えましょう。

「プロ意識」とは，新人であっても，患者様から見れば「プロ」だという認識をもつということです。「限界をつくらない」というのは，「無理です・ダメです・できません」と最初から言わないようにすることです。「二面性を見せない」というのは，裏表がある人は信用されないので注意が必要だということです。

(6) 安心感を与えること＝キーワード「身だしなみ」「誠実さ」「素直・謙虚・感謝」

接遇の最終着地点は，接する相手から第一印象で「この人なら大丈夫」という信頼の太鼓判を押してもらうことです。「安心して身を任せられる組織かどうか」が常に問われています。

患者さんに安心感を与えるには，まずは，清潔感のある身だしなみが必要です。医療機関においては，清潔さへ要求度は一般的に高いことを認識しておきましょう。不手際があれば言い訳せず素直に詫びましょう。上司にミスは隠さず，ただちに報告して指示を仰ぐことです。改善できることはすぐに改善していきます。

また，職務に対して真摯であり，対応が誠実であることが，人に安心感を与えて信頼を得るために最も重要なことです。心がけ実践致しましょう。

2 自然な声掛け・気持ちを汲み取る「聴く」姿勢

(1) あいさつが職員同士の関係性に影響

相手に安心感を与え，好感をもってもらう第一歩は挨拶です。誰もがなんとなく“挨拶は大切”と認識していますが，その実践についての考え方，する・しないは，人によって差があります。

例えば，廊下ですれ違う際に挨拶しても返ってこなかった場合，“嫌われているのではないか”と悩むタイプの人もいれば，気にしないタイプの人もいます。気にならないという気質の人は，自分が挨拶をしないことが相手にどのような影響を与えるかも気にしないので，問題です。挨拶をされないということは，“認められていない”“存在を認識してもらえていない”と受け取られる可能性があるのです。挨拶一つで，職員同士の関係性に悪影響を与えかねないことを理解する必要があります。

(2) 患者さんの話に対する“傾聴力”を身につける

次に大切なのは“聴く姿勢”です。医療機関では，特に“傾聴力”が問われます。救急や外来の現場で患者さんの訴えを長時間聴くことはむずかしいと思いますが，そういうときこそ，相手の話に耳を傾ける姿勢が大事です。ただ，長くなりそうな際には「**詳しくは医師の診察でお伺いいたします**」等とお伝えすることも必要です。

内心，“忙しいのに”と思いながら言葉を発すると，それは相手に伝わってしまい，“この人は私の話を聞こうとしていない”と思われてしまいます。心の持ち方は表現・表情・語尾・語調に現れます。“時間をかけてお話のすべてを聴いて差し上げたいのに，叶わなくて申し訳ない”と思っていれば，優しくかつ簡潔明瞭に対応できますし，必要であれば改めて時間をとって対応する，また別の担当者に対応してもらうなど，現場の状況を見て判断できます。

最近は，“感じが悪い”“事務的”“目も見てもらえない”――といった感覚的なクレームが増えています。たとえ短時間であっても，相手に誠実に対応することは可能です。“相手の気持ちに寄り添い，耳を傾ける気持ちをもてているか”，自分自身を振り返りましょう。

〈患者さん対応チェックリスト〉

- ☐ 笑顔で迎え入れているか　×無表情での対応（笑顔なし）
- ☐ 明るく優しい声で対応しているか　×低いトーン・早口（感じ悪い）
- ☐ テキパキ行動ができているか　×だらだらした態度（イラつかせる）
- ☐ タイミングのよいアイコンタクトができているか　×相手の目をいっさい見ない（事務的）（拒否・否定）
- ☐ 両手で受け渡しをしているか　×片手で受け取る（丁寧さに欠ける）
- ☐ 目の前の患者さん以外にも目配りができているか　×次に並ぶ方に気づかない（気が利かない）
- ☐ 職員同士の言葉遣いは節度のある距離感を保っているか　×職員同士の馴れ合い（友達言葉）
- ☐ 具合が悪そうな人に対して気づいて声を掛けているか　×具合が悪そうな人に気づかない（不快）
- ☐ 身だしなみは清潔感と安心感を与えるものであるか　×不潔・不安感をもたれる身だしなみ（医療人として不信感）
- ☐ 患者さんの声に耳を傾ける姿勢があるか　×患者さんの声を仕方なく聞く姿勢（迷惑そうに対応されたと思わせる）

3 患者さんから声を掛けられた際の対応

(1) 患者さんは自分の気持ちを伝えられずにいる

自分の訴えができない人，自己主張ができず我慢してしまうような気質の人に対してどう気づき，働きかけるかが，医療機関では特に求められます。今でこそ，「サービスを受ける側」として強い態度に出る人も増えましたが，多くの方は遠慮から，自分の思いを十分に伝えられずにいるからです。

患者さんが何か要望を伝えたいと思っているケースでも，その担当看護師に確認すると，「特に変わった様子もなく，声をかけてもあまり返事もないので，用事はないと思っていました」ということは多々あります。確かにその看護師は，他の方への働きかけと同じようにしていたのかもしれませんが，遠慮がちな方に対しては，もう一声が足りなかった可能性があります。

例えば「○○さん，特に変わりはありませんか？」だけでなく，「○○さん，特に変わりはないようですが，困りごとなどありませんか？」「○○さん，何かお手伝いできることはありませんか？」といった具合に，もう一声掛けて，心を開いてもらえるように努めるなど，相手の気質によって声掛けを増やしたり，最小限にしたり，微調整が必要なのです。

(2) 声を掛けてもらえたら，要求を知るチャンス

では，実際に，患者さんから突然声を掛けられた際，どのような応対をすればよいでしょうか？

患者さんから声を掛けられたということは，“その方が困っていることや要求することを具体的に知ることができる”チャンスです。「今から昼休みに入るところなのに……」「今から帰るところなのに……」「担当じゃない私に言われても困る」等と思うのはもったいない話です。自分が対応できなければ，患者さんの訴えを聞いたあとは，申し送りをすればよいのです。

声を掛けられたら次のポイントに注意して，行動を起こしてください。

〈患者さんから声を掛けられた際の注意〉

① 「お役に立てるチャンス」と受け止め，積極的に笑顔・共感の表情で対応するようにする。
　×聞きたくなさそうな態度をしてしまう。

② 患者さんの訴えが叶えられない可能性が高い場合でも，すぐにその場で断らず「確認」をするアクションを起こし，最善を尽くす。
　×確認もせず「できません」「無理です」「致しかねます」と言う。

③ 患者さんの訴えに自分自身で対応するのがむずかしい場合，慌てず，専門分野の職員もしくは上司の指示を仰ぎ，スムースにつなげる（それができるのが職員の役割）。
　×自分が知らないことを聞かれて，慌てて不安そうに引き受ける。

④ 責任をもって最後まで（担当者への引き継ぎまで）対応する。
　×自分の守備範囲ではないと患者さんに伝え，直接聞いて下さいと言う。

⑤ できるかできないかわからない段階で，勝手な判断で返事をしない。

(3) 個室の患者さんには，特にプライバシーへの配慮を

個別の対応が求められる時代です。旅館やホテルは，価格設定によってある程度，客層を選べますし，利用者側にも選択の自由があります。しかし，医療機関は宿泊先を選ぶようには入院先を選択できません。個室や特別室を利用する方は，個別性を大切にしてほしい方が多いので，特にプライバシーへの配慮が必要です。いくら慌てていたとしても，ノックなしで入室するのは避けましょう。相手の応答を待って入室するのが礼儀です。

4 機械の操作案内（自動再来受付機・自動支払機など）

(1) 知っているだろう…は禁物

自動再来受付機や自動支払機を初めて使用する際，患者さんは，迷ったり戸惑ったりします。特にご高齢の方は機械に不慣れで，助けが必要になることが多いようです。

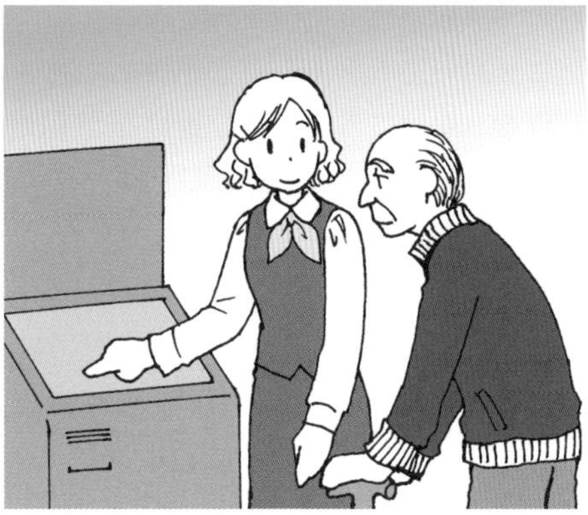

実際，自動再来受付機の受付ではトラブルが多くなっています。機械の周辺でサポートを担当する者は，自ら気付いて働きかけをする必要があります。

病院によってシステムは違いますが，最も注意が必要なのは，自動再来受付機で受付をするだけでは診察へと進まない場合です。例えば，自動再来受付機で受付をしたあとに，外来受付で職員に声を掛ける必要がある，もしくは受付機が発行した受付票を外来受付に提出する必要があるといったシステムの病院です。

“患者さんには仕組みが伝わっているはず”“患者さんはわかっていると思った”と医療側はつい思ってしまうものですが，思い込みは禁物です。見守り，困りそうな際に備えましょう。

(2) 患者さんの様子を見守り，助けが必要かどうかを判断して，訊かれる前に先に声を掛ける

自動支払機の利用は，比較的スムースにいきます。ただ，患者さんは支払い方法が「現金のみ」と考えがちですが，実際にはカードが使えるところも多くなってきています。

入院時にあらかじめその旨を伝えると親切です（ただし，病院の方針として現金払いを推奨している場合は，問合せを受けて初めて答えることにしていることもあるので，確認してください）。

また，やはりご高齢の方などは機械の使い方がわからずに戸惑うこともありますので，事務職員のほうで目配りして対応する必要があります。

支払はお金を扱うため，近くにいる別の患者さんが困っている患者さんに気づいたとして，声を掛けにくいものです。

機械の前でサポートする事務職員が心得ておきたいのは，次のことです。

〈機械使用時のサポート方法〉

① 機械を探している患者さんについては，様子を察して，ご案内する。
② 機械を前にしたときに操作方法で戸惑うことがある。これを見つけるのは案外むずかしいので，よく観察をし，患者さんが他に並んでいる患者さんを困らせることがないよう注意を払う。

5 患者案内・誘導の仕方（わかりやすい説明・指し示し方）

(1) 高齢の患者さんの案内は，特に注意して，歩調を合わせる

案内の仕方については1-7（p.11）でも触れていますが，患者さんや来院された方すべての方に共通のマナーです。

ご高齢の患者さんや足が不自由な患者さんに対しては，「ゆっくりで大丈夫です」などと，相手が無理をしないように，声を掛けながら，歩く方向に手を添えてご案内をします。曲がる際などには，特に「右でございます」もしくは「右に曲がります」などと，その方向が事前にわかるように声掛けを忘れないようにします。

〈歩いて目的の場所にご案内する際のポイント〉
① 戸惑わないようにすること
② 安全にご案内ができるようにすること
③ 相手の緊張感をほぐし困りごとがあれば対応すること

(2) 荷物を持っている方には，お手伝いを申し出る

また，特に患者さんは体調が万全ではないのですから，大きな荷物などをお持ちの際には，一言「お荷物お持ちいたします」などと声を掛け，お手伝いを申し出ます。この際，相手により対応を変えることが重要です。自分で持てそうな方には，「お持ちいたしましょうか？」と打診したあと，「いや，自分で持てます」とおっしゃるようであれば，しつこく言わずご自身でそのままお持ちいただくのがよいでしょう。しつこく言うと，“余計なお世話”になりかねません。また逆に，“本当は持ってほしい”ようだが，遠慮している様子の場合は，改めてお持ちすることを申し出て，相手の反応を見て判断するのがよいでしょう。

(3) 緊張をほぐす役割も担っている

初めて来院され，緊張感のある方に対しては，緊張をほぐす役割も必要不可欠です。安心感・清潔感・信頼感を与えるように心掛けます。

「ここまですぐおわかりになられましたか？」「迷われませんでしたでしょうか？」「少しわかりにくくありませんでしたでしょうか？」など，ちょっとした会話は相手の気持ちを解きほぐします。ただし，ここでは込み入った会話は控えることも大切です。

(4) 答えるべきでないことを質問されたとき

また，勝手に答えてはいけないようなことをさりげなく聞かれた際には，「その件に関しましては確認してみないとわからないのですが，お答えできるかどうかも含めまして上の者に確認して参りますがよろしいでしょうか？」といった対応をし，勝手な判断で答えないようにしましょう。例えば，「○○先生のお子さんは，どちらの大学に進まれているのですか？」といった院内の職員のプライベートな質問に対しても，たとえ答えを知っていたとしても，それを外部に話す必要はありません。

(5) 道順を訊かれることも多い

電話で医療機関までの道順を聞かれた際には，①現時点でどこにいるか，②交通手段は何か，③何が見えるか――をまずは確認します。ある程度基本のご案内はマニュアル化し，誰が出ても対応できるようあらかじめ備えておくことが大切です。

6 クレームへの適切な対応を身に付ける

(1) “印象”や“雰囲気”にもクレームが出る時代

近年，クレームの内容が変わってきつつあります。従来は，医療機関側に明らかな不手際があったことでクレームが発生していました。例えば，書類の不備，診断書の遅延など，苦情を訴えられても致し方ないものです。こうしたクレームには，誠意をもって心から詫びる姿勢が大切です。

「ナースステーション内に髪の長い人がいて気になる」「なんとなく，話し方や言い方が感じ悪かった」「態度が悪い」――など，明らかな不手際というよりは，“印象”や“雰囲気”などへの指摘も増えていますから，予測もつきにくく，より慎重な対応が必要になっているといえるでしょう。

(2) クレームを受けた人からみたクレームの種類

クレームには３つの種類があります。

クレームの種類

① **自分の不手際（ミス・手違い）**
・主な要因：確認不足など

② **自分以外の身内（組織内）の不手際**
・主な要因：説明不足・連携不足など

③ **相手の不注意で起こる（聞き間違え・勘違い）**
・主な要因：一方通行な説明・確認不足

②と③は「自分は悪くないのに・・不当に怒られたもしくは「納得いかない！」と思いがち

× **言い訳・自己正当化→「怒り！！」**

①の場合は，自分が原因ですから，素直な気持ちで心を込めて謝ることができるのですが，②，③は基本的には自分以外の誰かの不手際です。そうした場合，つい，「自分は悪くない」と思ってしまいがちです。しかし，この気持ちが言動に出ると，さらに大きなクレームに直結するので，こうした考え方自体をしないように心掛けるようにしましょう。あくまで，組織の代表として“代わりに詫びる”のが先決です。

(3) クレームの重大さにも段階がある

また，クレームの重大さについても，以下のように段階があります。

〈クレームの段階〉

① **クレームレベルⅠ（前向きクレーム）**：意見，感想，不快感（軽度）→ヒアリングシート

② **クレームレベルⅡ（後ろ向きクレーム）**：愚痴，怒り，不快感（重度），不満，大事に至らないアクシデント（インシデント）→ヒヤリハット，インシデント報告書

③ **クレームレベルⅢ**：トラブル，事故レベル（アクシデント）→アクシデント報告書

①は，医療機関への期待から出る建設的な意見であり，患者さんは，今後も来院する意志があると思われます。組織としても十分活用の余地がある，ありがたいクレームです。

②は，この時点では，以後来院したくないと感じていると思われます。対応にかなり不満を感じていて，その思いを自分の胸の内に留めておくことができないレベルに到達しているものです。しっかりと傾聴する（相手の話に耳を傾ける）ことにより，相手の気持ちを静め，問題解決ができたとしたら，次のクレームレベルⅢには進みません。

③は，何らかの過失を与えてしまい，患者さんが大きな不満や不信感（重度）をもっているものです。職員の対応では収まらず，第三者の介入が必要なレベルです。法的手段など金銭での解決手段を取られ，マスコミなどのニュースに取り上げられるなど，マイナスイメージが波及してしまいます。

■ヒアリングシート【研修で取り上げた事例】

令和4年8月22日

接遇応対及び業務に関する現状ヒアリング（現場状況確認シート）	所属・職種	7階ドック	
	役職・氏名	看護師	
場面設定日　令和4年8月15日　18時頃 時間✓　□朝　□午前　□午後　■夕方 状況　□忙しい　□緩やか　■通常の流れ	■患者□職員 特性（性格等）	□主導　■行動 □慎重　□安定	50代 ■男　□女

場面設定	対面者	会話例
【場面設定】 宿泊ドックの1日目の予定検査が終了し夕食を間近に控えた時間。 受検者がナースステーション窓口まで来て聞きたいことがあると尋ねた場面。	受検者	「すみません。食事が終わったらジョギングしてきてよいですか？　毎日の日課なんですよ」と質問があった。
	Ns	「病院の敷地から出てですね？」とジョギング予定の範囲を尋ねた。
	受検者	「そこにコンビニがありましたね？　買い物がてら少し回ってこようと思います」と返答があった。
	Ns	「申し訳ありません。今，コロナの状況もありまして外出等は控えていただいております」と外出はできない旨を伝えた。
	受検者	「前来たときはできましたよね？　毎日しないと体がなまるんだよな。短時間なんだけど」と，不満気な表情を見せた。
	Ns	「申し訳ありません」と再度言葉をかけた。
	受検者	ため息をつきながらその場を後にした。

これに対するコメント

◎　病院の敷地内から出られるかを確認することができた。

◎　当院のルールをお伝えし，外出をお控えいただくようお伝えすることができた。

△　（人間ドックの契約時に）事前に敷地内から外出することができないことをお伝えできなかった（もしこのような条件であったら，貴院で人間ドックをされなかった可能性もあります）。

☆　はじめに「ご確認いただきありがとうございます」など，一言プラスのお声がけは心証を良くします。
→「ご確認いただきありがとうございます。ジョギングはどちらまでの範囲をお考えでしょうか？」

☆　依頼形でお伝えをする。
→「申し訳ございません。コロナ禍での外出はお控えいただいてもよろしいでしょうか？」
（ご協力いただいた場合，お礼をお伝えする「ご協力いただきありがとうございました」）

☆　お客様のニーズに最大限お応えできるような対応をする（代替案のご提案）
→「ご希望に添えず申し訳ございません。敷地内を歩いていただくことでしたら可能でございます」

一度このようなことが起こると，失った信頼を取り戻すまでに年月がかかり多大な損失となります。職員にとっても，そういう組織に身を置いていた事実は履歴から消せませんから，転職の際などにマイナスイメージを抱えてしまうことになりかねません。

医療の現場ではこのようなことが起こってからでは遅いので，現場で情報を共有したり，事例検討を通じて自院の行動基準を見直したりして，未然に防ぐようにしましょう。

(4) クレーム応対のコツ1―― 前向きに受け止める

まず，“クレームは前向きに受け止める”ことです。クレームの捉え方を変えることで，相手に嫌な気持ちを残さないようにできるはずです。「貴重なご意見ありがとうございます」「前向きに検討します」など，言ってもらってありがたいと素直に感謝すべきです。相手の言い方はともかく，言いにくいことを伝えてくれたことは間違いないのです。気付きにくいことを気付かせてくれたことに対して，感謝すべきだと心得てください。

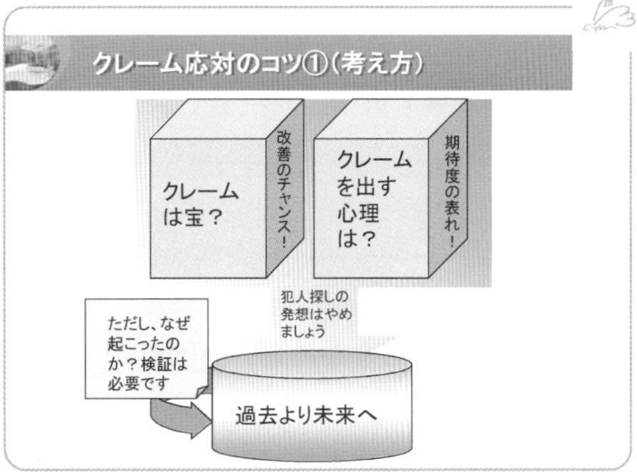

(5) クレーム応対のコツ2―― 人を代える，場所を変える，時を変える

次に，クレーム応対のコツとして，①人を代える，②場所を変える，③時を変える――の3つがあります。

一つ目は，“人を代える”です。第一対応者に対しては，怒り心頭で訴えがきびしい場合が多いものですが，二次対応者（上司）に交代すると，相手も精神的に落ち着きを取り戻し，冷静になってくださることはよくあります。このとき，上司に代わるタイミングが大事です。一通り話を聞いたあとに，相手の話を遮ることなく「上の者に変わりますので」と伝えるようにしましょう。

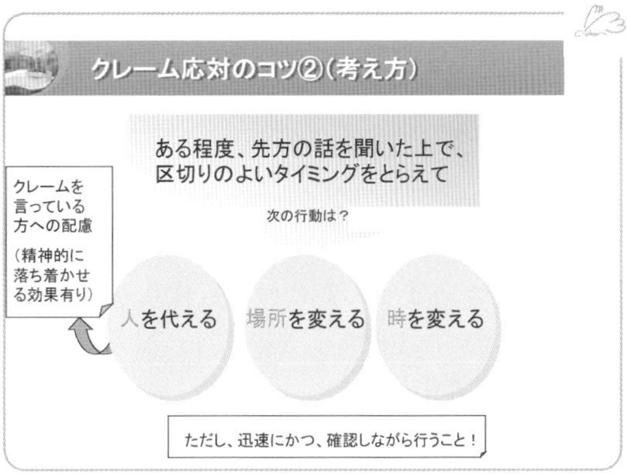

二つ目は，“場所を変える”です。大勢の患者さんがいるところでもめごとが起きるのは，他の患者さんにも迷惑ですし，不信感を抱かせることにもつながるので，回避しなければなりません。さらに，クレームを申し出てきた方に対しても，落ち着いた場所に座り，改めて話を伺うほうが失礼になりません。場所と対応者を確保してからとなるため，タイミングには注意が必要です。

三つ目は，“時を変える”です。例えば電話でクレームを受けた際，対応者は，クレームへの回答をもっていないことが大半です。確認しないと結論が出ない話を長い時間聞き続けるのは，こちらの業務に支障が出るのもさることながら，患者さんにとってもマイナスです。「確認しまして，なるべく早い段階で折り返しご連絡いたします」と言って電話を一度切ります。この際に注意する点は，話を途中で遮らないこと，確認が長引く際には途中経過を連絡すること，先方の連絡先（携帯電話の番号など）を聞いておくこと――などです。電話番号を訊いた際は，①つながりやすい時間帯，掛けてよい時間帯，②留守番電話のメッセージでよいか――といったことも忘れず確認しておきましょう。

(6) クレーム応対のコツ３―― 指摘をしてくれたことについて感謝の気持ちを伝える

貴重なご意見をいただいた際には，その方に「ご指摘いただきありがとうございました」「貴重なご意見，参考にさせていただきます」「前向きに取り組んで参ります」など，相手に感謝の気持ちを伝えるような言葉を掛けます。

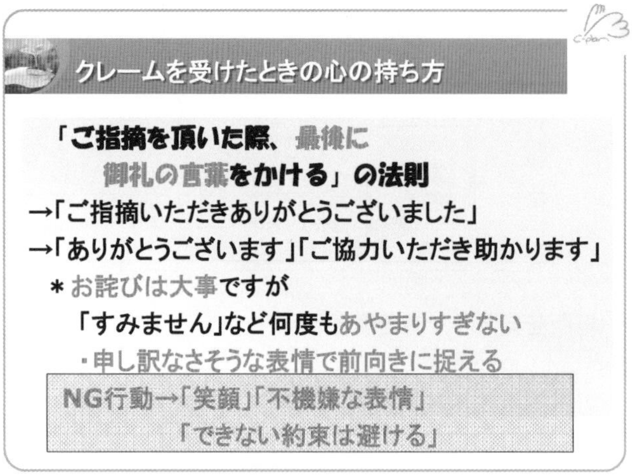

＊お詫びは大事ですが
「すみません」など何度もあやまりすぎない
・申し訳なさそうな表情で前向きに捉える
NG行動→「笑顔」「不機嫌な表情」
「できない約束は避ける」

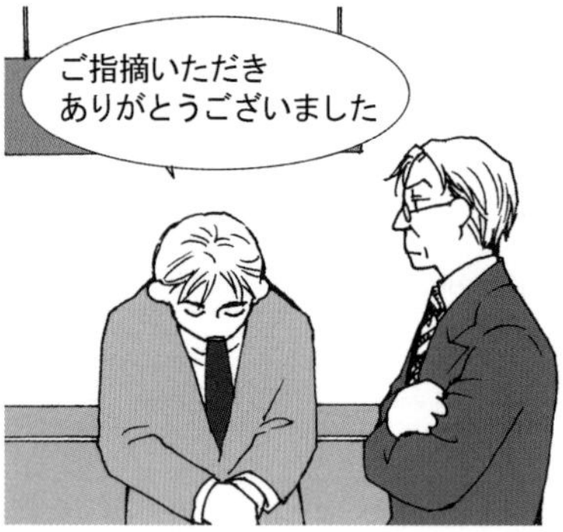

「ご指摘を頂いた際、最後に
御礼の言葉をかける」の法則

(7) クレーム応対のコツ４―― 謝りすぎない

意外に思われるかもしれませんが，クレームに対して「謝りすぎること」は決して良いことではありません。「すみません」と何度も繰り返されると，「意見を述べただけ」と考えていた患者さんに，後味の悪い思いをさせてしまいます。また，逆に，苛立ちを増幅させることもあるので，その意味でも注意が必要です。

なお，謝る際は，「すみません」よりは「申し訳ございません」が丁寧です。「ごめんなさい」は業務においては使用しません。心がこもっているかどうかも大切です。

COLUMN 1　PREP法の理解と実践

PREP法とは，相手に伝える際の話法の一つで，結論，理由，具体例，再度結論（まとめ）の順番で話す方法です。理解し実践できることが重要です。

あわただしい医療の現場では，どうしても短時間で要点を伝える技術を身につけなければならず，「説明が長くて何を言っているのか分からない」などと相手を混乱させせないようにしなければなりません。PREP法を活用すると，簡潔に相手に要点を伝えることができます。まずは，簡単なテーマで練習を重ね，仕事の現場での報告・連絡・相談等に実践していくことをお勧めします。

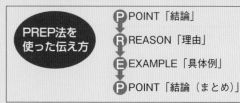

E EXAMPLE「具体例」

実践例１：「好きな花」

Ⓟ POINT：「私が好きな花は，ひまわりです」

Ⓡ REASON：「なぜかと言いますと，見ていると元気が出るからです」

Ⓔ EXAMPLE：「例えばひまわり畑で写真を撮っているとひまわりの花がまるで笑っている顔のように見えてきて，こちらまで楽しい気持ちになることがありました」

Ⓟ POINT：「ですので，ひまわりが一番好きな花です」

7 個人情報への配慮と守秘義務規定

(1) 個人情報保護法と，医療者に対する「守秘義務規定」

個人情報保護法により，個人情報の保護が義務付けられています。同法は，“個人情報を取り扱う事業者の遵守すべき義務等を定めることにより，個人情報の有用性に配慮しつつ，個人の権利利益を保護すること”を目的としています。個人情報を取り扱う事業者，つまり組織に対しての規定ですから，職員も個人情報を適正に取り扱わなければならないことは言うまでもありません。

また，医療者については，各職種の法において業務上知り得た患者さんの病名や病状などを第三者にもらしてはならないという「守秘義務規定」があり，漏示に対する罰則も定められています。

こうしたことから，意図せぬ漏洩を防ぐためにも，院内の患者情報を自宅に持ち帰ることは多くの医療機関で禁止されています。院内独自に定められた規程があるはずですので，それに従い，情報の取扱いには十分注意し，信頼のおける職員であることを心掛けていきましょう。

〈医療機関で，個人情報とは何を指すか〉
診療録，処方せん，手術記録，助産録，看護記録，検査所見記録，エックス線写真，紹介状，退院した患者に係る入院期間中の診療経過の要約，調剤録――等
〈介護関係事業者で，個人情報とは何を指すか〉
ケアプラン，介護サービス提供にかかる計画，提供したサービス内容等の記録，事故の状況等の記録――等
（厚生労働省のガイドラインより）

また，一般的には生存者が対象とされていますが，医療機関においてはその性質から，「当該患者・利用者が死亡した後においても，医療・介護関係事業者が当該患者・利用者の情報を保存している場合には，漏えい，滅失又は棄損等の防止のため，個人情報と同等の安全管理措置を講ずるものとする」と定められています（**厚生労働省・ガイドライン**）。

(2) 具体的に医療現場で気を付けること

現場では，患者さんの病状等のことを他の患者さんにうっかり言わないこと，他の人に聞こえる場所や，声で話さないこと――等に配慮することが大切です。例えば，ナースステーション内で業務の打ち合わせを行う際，大きな声で，患者さんの名前や病状がわかるような話をしていないでしょうか。話が廊下にまで聞こえ，偶然通りかかった家族が不快な思いをされたというクレームも耳にします。

また，昨今は院内で活用した書類の裏紙をリサイクル利用することがありますが，患者情報が記載されている用紙の裏紙にメモをして，他の患者さんに渡すことなどがないようにしましょう。

(3) 職員のプライバシーに関することも，安易に話さないこと

守秘義務規定の対象ではありませんが，職員のプライバシーについても，配慮なく患者さんに話してしまうのは避けましょう。

例えば，患者さんから「院長先生は奥様いるの？」と聞かれた場合，職員は「ええ，綺麗な奥様がいますよ」などと安易に答えるべきではないということです。「院長先生はどんな方？」という質問に対し，「とても患者さん思いで，職員に対しても穏やかに接して下さる先生です」というような話であれば，問題ないでしょう。ただし，個人的な意見と断ったとしても，「院長先生は患者さんに対しても横柄で，職員に対してもきつく当ります」というようなマイナス情報は，慎むべきです。

法律で定められていない範囲であっても，社会人としての常識に照らして行動したいものです。

8 医療費の支払いに関する配慮

(1) 支払を受け取るときのマナー

会計窓口などでは，患者さんと金銭のやりとりが発生しますが，その際にも注意事項があります。

入院医療費などの場合，まとまった金額の入金となることがあります。大切なお金をまとまっていただく際には，片手などで受け取らず，トレイを使い，丁寧に受け取ります。

金融機関では，間違いがないように，お札を自動で数える機械を用意し，手で枚数を数えたあとに機械にかけます。大病院ではそのような機械を配置しているところもあるかもしれませんが，個人医院ではそこまではしていないでしょう。お札の数を丁寧に間違いなく数え，金銭授受を丁寧にかつ迅速に行います。

一般サービス業では，「ちょうだい致します。ありがとうございました」となりますが，医療機関では以下のような言葉を添えます。

〈金銭を受領したときの言葉〉

「確かに○円お預かりいたしました。こちらが領収証でございます。ご確認下さい（ませ)」

上記の言葉に続けて，以下のような言葉のなかから，その方に合った言葉を掛けます。

「お大事になさってください（ませ)」
「お疲れ様でございました」
「ご足労いただき，ありがとうございました」

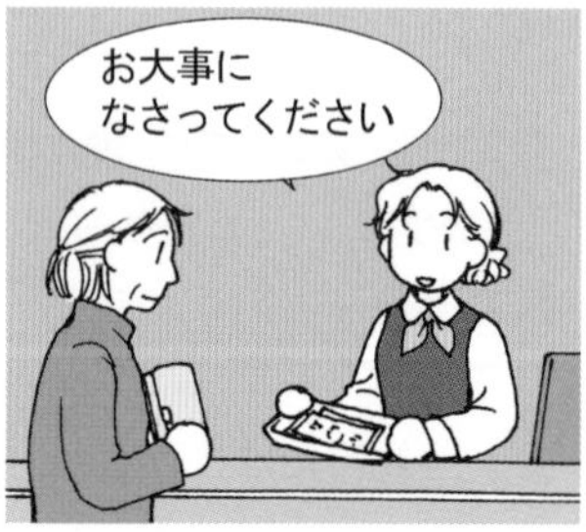

医療機関ですから，明るすぎるのはふさわしくありませんが，無愛想だと思われても相手に対する心証がよくありません。“お支払いいただいてありがとうございます”という気持ちを込めて，言葉掛けを行うことを忘れないようにしましょう。

(2) 支払が滞った場合の対応

なお，救急入院された患者さんの場合，急であったため支払いが滞ってしまうことがあります。また，最近では，払わないことが許されると勘違いして支払いをされない方も少なくはありません。こうした方に対しては，ケースワーカーなどの担当職員を置き，支払方法について相談に乗ったりアドバイスをするなど，スムースな支払いのための体制・方法を検討しておく必要があります。

救急患者さんや入院患者さんのなかには，残念ながら助からないで死に至るケースもありますが，残された家族のなかには，「死んでしまったのだから，手術の料金は払えない」などと言って，訴えを起こす方もいます。また，治療に納得がいかないなどの言いがかりをつけ，支払いを逃れようとする人もいます。そのような方への対応として，専門職員であるメディエーターや医療安全管理室のゼネラルリスクマネージャー，警察のOBなどを置いて対応する体制を整えている医療機関も増えています。

それでも対応が困難な場合は，弁護士や警察など第三者が介入にすることとなります。ただ，トラブルが大きくなると組織のイメージダウンにもつながり，患者さんからの信頼を失いかねませんので，いい方向に向かうよう話し合いを重ねることが重要です。

9 快適な療養環境への配慮・気遣い（室温や採光・院内美化など）

(1) 患者さんにとっては気になる院内の“音”

入院中は，体調不良に治療というストレス，いつ治るのかという不安に加えて，日常生活とは違う療養環境へのストレスもあるのですから，職員は不安を増長しないよう配慮する必要があります。

〈入院中，気になる職員の行動・音〉
＊台車の音　＊物を置く際の音　＊扉を閉める音
＊職員の足音　＊話し声，笑い声

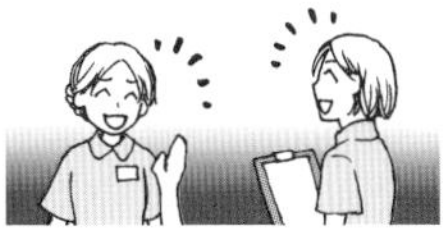

例えば，入院中に患者さんが気になる代表的なものとして，“音”があります。特に職員の足音はその代表です。最近は，安全の観点からサンダルよりシューズが一般的になりましたので，以前より足音が気になるというクレームは減っていますが，それでも歩き方や癖により，音が目立つ人がいます。だらだら歩く癖のある人は，足底が地面に擦っている時間が長く，足音が響く傾向にあります。思い当たる方は，せめて，音が出にくいシューズを選びましょう。

次に気になる“音”は，職員の話し声と笑い声です。私的な話で盛り上がっているように受け取られるのは，不安や心配を抱えている患者さんの環境においては不適切です。もちろん殺伐とした物々しい雰囲気ではナースステーションに近寄りがたく，声を掛けにくいものですが，和やかな雰囲気のなかにも節度ある職場環境を保つ必要があります。

(2) すべての患者さんに平等に接することがプロとして必要

入院期間が長くなると，患者さんやご家族との距離が近づき，つい馴れ合いになってしまうことがあります。たとえ患者さんご自身がそれを望み喜んでいたとしても，他の患者さんから“あの人にだけ特別に親しい”と妬まれたり，患者家族から“馴れ馴れしい”と不快感をもたれたりすることもあります。人によって対応の差が大きいと，“不公平感”を感じさせ，トラブルのもとになります。プロとして，いつ見られても聞かれても問題ないように振る舞い，表情や言葉遣いに注意しましょう。

そのほか，特に話し方で注意したいのは，“目上の患者さんに対する友達言葉”です。親しくなっても，とくに目上の方に対しての言葉遣いには注意が必要です。

なお，患者さんへの接し方について他の職員が問題点に気付いても，人間関係が壊れる可能性を恐れて指摘しづらいとしたら，それも問題です。そうした職場風土を改善するためにも，接遇向上委員会やサービス向上委員会などを設け，質的サービス向上のための活動を活発化させる必要があります。

〈院内環境で注意すべき点〉
① **空調管理**：寒すぎず暑すぎず適度な温度（24度を目安とし，場所によるムラがないようにする。季節・土地・建物により多少検討の余地あり。あくまでも目安）
② **湿度管理**：乾燥しすぎない（患者さんや職員の健康管理）
③ **明るさ**：暗すぎず明るすぎず（夕方の西日など，まぶしさへの配慮・調整ができているか。暗くなる前に必要箇所に電気をつけているか。節電方法が不適切で足元が暗すぎていないか）
④ **安全管理**：足元の段差や手すりに対する口頭・掲示での注意喚起ができているか
⑤ **マスク着用**：職員がやむを得ずマスクを着用する際の，マスク着用の理由（インフルエンザによる来院者への間接感染を防ぐためなど）説明ができているか
⑥ **情報提供**：医師の専門性がわかる資格証を見えるところに掲示してあるか

10 非常時（火災・震災など）への対応

（1）“わかっている”だけでは行動できない

医療機関における危機管理については，まず消防法において年２回の訓練が義務付けられており，うち１回は総合的な避難訓練，もう１回は部分的な訓練または机上訓練でも可としています。

院内では，防災マニュアルを作成し，これに基づき避難経路，患者さんの安全確保，安全誘導など迅速かつ的確に行う必要があります。

〈医療機関についての消火・避難訓練に関する定め（要約）**〉**

- ・消防法に基づく一定以上の規模の病院は，防火対象物となり，防火管理者を定め，消防計画の作成，当該消防計画に基づく消火，通報及び避難の訓練の実施などを行わなければならない（**第８条**）。また，自衛消防組織を置かなければならない（**消防法第８条の２の５**）。訓練の中心となる自衛消防組織は，火災の初期段階における消火活動，消防機関への通報，患者避難の誘導，災害被害の軽減のために必要な業務を行う。
- ・防火管理者は，消火訓練・避難訓練を年２回以上実施しなければならない（要消防機関への事前通報）（**消防法施行規則第３条**）。

2011年３月，東日本大震災が起きました。その際，思い知らされたのは，「“わかっていること”と“できること”は違う」ということです。地震発生時，まず“患者さんの安否の確認”が最優先されるということは，医療従事者であれば誰もが知っていることです。しかし，その日，若手の職員のなかには，地震の大きさに耐えられず立ちすくみ，泣き崩れてしまうなど，我が身を守るのに精いっぱいだった方も多かったようです。確かに1000年に一度といわれる大地震ですから，驚きも恐怖もあったことでしょう。しかし，職業人として“役割”を瞬時に考えて行動に移す実践力と，危機耐性力（危機に耐えうる力）が求められる事態でした。

（2）非常事態に備え，誰が何をするかは，細かく決めてシミュレーションを行う

いつもの手順だけに慣れていると，日常起こり得ない未体験ゾーンに入った際に，思考が停止し，何も行動できなくなってしまいます。非常時は，すぐに的確な指示ができる人がそばにいないこともありますから，組織の大方針を外れない範囲で，どう対処すべいか，個人の判断力も求められます。

そうした自体に備え，職員一人ひとりが，どのように行動し，患者さんの安全を確保するかについて，できるだけ具体的に決めて，シミュレーションを行うことが望ましいでしょう。

マニュアルはそういった観点で策定し，マニュアルに掲げきれない詳細については，判断基準を大まかに決めて非常事態に備えることが望ましいと思われます。

特に若年職員は，経験値が浅いがゆえに，判断に迷ったり自分のことで精いっぱいになったりしがちです。何を優先に考えて行動するかを訓練や日々の教育のなかでしっかりと伝え，理解して行動できる職員に育成してくことも組織の責務となります。

〈震災時の基本行動〉

○　患者さんに声を掛け，安心していただく（患者さんの安否を気遣う）
「大丈夫ですか？　お怪我はございませんでしょうか？」
「当院は岩盤の固いところに建っています。外に出るより館内にいたほうが安全ですので，慌てて外に出ることがないようにお願いします」

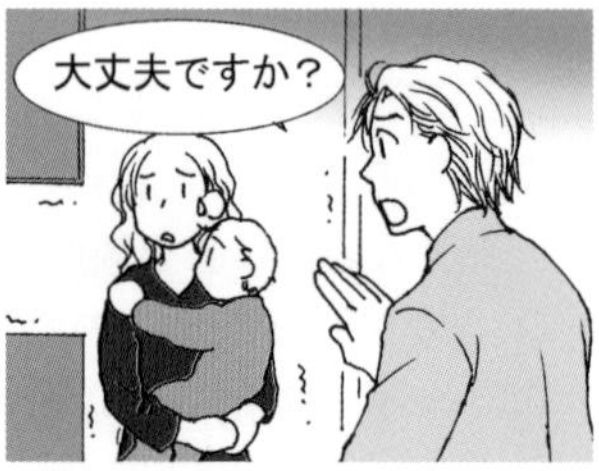

×　自分が泣き崩れて身動きが取れない状態になってしまう

《職種別・部門別》

1 医師

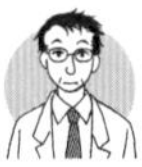

(1) 医師のコミュニケーション能力がとても重要な時代

医療機関のなかで，医師は患者さんにとって最も大きな存在です。現在は，ウェブやSNSの普及で，一般の方が気軽に医師や医療機関に対する感想を広く社会に発信できる時代です。良い感想だけでなく，悪い感想も一気に広まる可能性がありますから，医師のコミュニケーション能力はリスクマネジメントの観点からも必要不可欠になっています。好ましい具体例を以下に例示します。

〈経過の良好な患者さんへの対応〉
医師「木村さん，おはようございます。お待たせいたしました。どうぞおかけください」
　　「ずいぶん顔色よくなりましたね。その後，食欲はいかがですか？」
患者「おかげさまでずいぶん食べられるようになりました」
医師「それは良かったです」（傾聴・共感）
　　「それではおなかを見せてもらってもよろしいですか？」
　　（その後，エックス線撮影を実施。検査後に）
　　「木村さん，エックス線撮影検査の結果は特に異常ないようですので，経過は順調です。今後もこの調子で薬をきちんと飲んで，様子を見ていきましょう。２週間後，またお越しいただけますか？」
患者「はい，ありがとうございます」
医師「何か，ご不明な点等ございませんでしょうか」
患者「はい，大丈夫です」
医師「では，お大事になさってください」

ここでのポイントは，次のとおりです。

① **好印象につながる第一声**：朝の挨拶とともに，「**お待たせ致しました**」と一言加えると好印象です。適度なアイコンタクトも忘れないようにしましょう。

② **名前を呼ぶことで，個の対応をしていることを示す**：医師にとっては大勢の患者さんのなかの一人にすぎなくても，患者さんにとっては「一対一」の関係であり，大勢の一人として扱われたくないと思っています。必ず名前を呼び，個の対応を心掛けます。

③ **病状を明解に伝える**：その後の経過を確認し，検査の結果をわかりやすく伝えます。なお，検査結果に問題がないときも，そのことを伝えて安心していただくようにします。

④ **次の来院タイミング**：次回の来院がいつかはもれなく伝えます。必ず来たほうがよいのか，自己判断で様子を見るのでよいのかをわかるように伝えます。

⑤ **体に触れる動作の際には，必ず言葉を添える**：「診せてもらう」「拝見させていただく」など，会話の流れをみながら，調整します。

⑥ **言葉遣いで節度ある対応を心掛ける**：「ですます」調で会話をしましょう。「**おなかを診せていただいてもよろしいですか**」，「**おなかを拝見いたします**」という言い方をする医師もめずらしくなくなってきました。「医師は聖職」という考えや，「お医者様」と呼ぶ人は減ってきています。医師側の意識も時代に合わせ変えていくことで，人的トラブルは防げます。

⑦ **高圧的な態度は避ける**：たとえ自分は高圧的ではないと思っていても，相手がそう感じるとし

たら，それはどこかに「高圧的」な言動があるからです。特に患者さんが経営者や教職者などの場合，「上から目線」の雰囲気を敏感に感じ取り，違和感を覚えるようです。また，声が大きくトーンは低いが話すスピードが速い人は，注意が必要です。語尾が強いと，どうしても命令形に聞こえて，相手に威圧感を与えがちだからです。自分の話し方のくせを知っておきましょう。

⑧　**断定的な表現も避ける**：「**絶対治りませんね**」「**絶対安静にしないとだめです**」など，「絶対」という言葉は，相手に過度な期待や過度な絶望感を味わわせることになります。「絶対」といった単語は使わず，「**現在の西洋医学では，まだ治ったという症例はないようです**」「**できるだけ安静を心掛けてください**」など，相手が受け入れやすい表現で伝えましょう。

⑨　**小児患者さんへの対応**：医師を怖がり，必要以上に泣きじゃくったり暴れたりする子供は多いでしょう。そのとき，“うるさい”“迷惑だ”と思いながら，「**お母さん，ちゃんと押さえてください**」と言葉を掛けると，母親は敏感に察知します。介助する看護師のフォローである程度バランスをとることはできますが，医師自身も配慮ある対応ができれば，母親が感謝し，長く通ってくれるようになるでしょう。また，母親の口コミ力は非常に高いということも認識しておきたいものです。感情をコントロールして，つねに穏やかな対応を心掛けましょう。

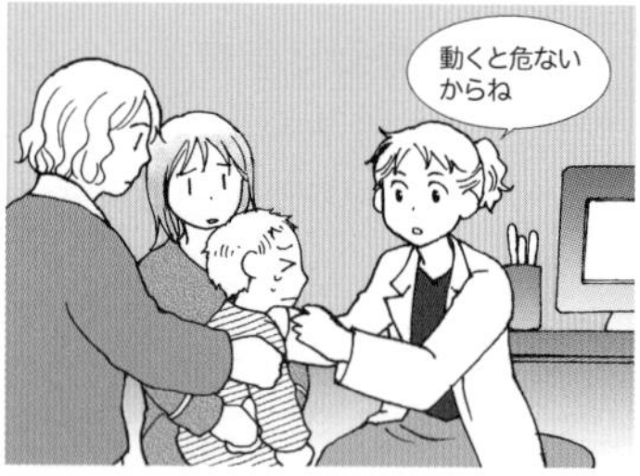

⑩　**相手を責めるような言い方をしない**：患者さんは，様々な事情を抱えながらも都合をつけて来院しています。受診に間が空いてしまった場合，「**継続的に治療をしないと治りませんよ！**」「**お忙しいのはわかりますが体のほうが大事ですよ！**」といった言い方は避けます。「**いろいろお忙しいと思いますが，治療効果が薄れてしまいますので，できるだけ間を空けずに来院してください**」など，さりげなく伝えていきます。あとは，患者さんに判断を委ねていくことです。

⑪　**対患者さんと対スタッフとの対応のギャップをなくす**：よくある例ですが，患者さんにはとても柔和で優しい医師なのに，スタッフに対しては，「**これ取って！**」「**もっと早く！**」などと，命令口調で高圧的な医師もいます。これは，患者さんや第三者から見ると「二面性のある人」と映り，不信感のもとになります。患者さんは，医師をはじめスタッフの皆さんを実によく観察しています。そして，ここで治療を続けて大丈夫かを判断しています。対患者さんだけではなく，職員や関係業者の方々すべてに対し，良い関係を保つことを心掛けていくことで，好循環組織ができあがります。これを実現すると，質の良い職員が集まり，働きやすい職場環境になります。そうした環境では連携がスムースになり，事故が起こりにくくなるのです。

こうした好循環を目指して，医師が先頭を切って基本行動の大切さを理解し，実践することです。医師の言葉遣いはスタッフに連動します。まずは手本となるよう意識を高めて実践しましょう。

⑫　**言葉の配置に注意する・プラス語で終わらせる**：会話の中で，マイナス要素を発言の最後にもってこないように心掛けます。例えば，入浴できない患者さんに対しては，「**体は拭いてもいいですが，今日はお風呂には入れませんからね**」ではなく，「**今日はお風呂に入っていただけませんが，簡単に体を拭くことは可能です**」と言います。

スタッフの発言を指摘する際も，「**○○さんは言葉の語尾が強い点は少し注意したほうがいいけど，いつも気の利いた一言を添えて患者さんに安心感を与えてくれるよね。僕の言葉足らずを補ってもらい，とても助かるよ**」といった言い方が望ましいといえます。言葉の配置順を変えるだけで，相手に与える印象がずいぶん変わります。

⑬　**臭いへの配慮**：至近距離で対応するに当たり，臭いで不快感を与えないよう注意しましょう。口臭に気を遣うのはもちろん，整髪料などは無香料のものを使うよう配慮しましょう。

(2) オンライン診療でのマナー

オンライン診療は画面越しで行われるためアイコンタクトがむずかしく，傾聴の姿勢がさらに重要となります。特に，オンライン上が初対面となる場合，患者さんも緊張され，なかなかスムーズに症状を伝えることができない方もいらっしゃるかもしれません。体の状態を実際に診るのもむずかしいため，**「本日はどのような症状でしょうか？」「○○という症状が気になるのですね。他に気になる症状はありますでしょうか？」**など，患者さんの症状を引き出せる会話を意識しましょう。

また，対面での診察の合間にオンライン診療を行う際は，スタッフ同士の会話（私語）が聞こえていないか，洗い物・器具の準備などの音が気にならないか，などを確認しておきます。オンライン診療を行っていることを分かりやすくして，その情報を診察室のスタッフ全員で共有して，診察が始められるようにしましょう。

通常，対面での診療時はマスクをつけて診察を行うため，オンライン診療時にもその流れのまま，マスクをつけて診察を行う場合が多いかと思います。しかし，限られた診療時間のなかで安心感を与える診察を行うためにも，一度マスクを外して，表情を相手に伝えたほうがスムーズでしょう。その際には，顔周りの状態を事前に鏡でチェックし，女性であればお化粧が乱れていないか，男性であれば無精髭になっていないか，男女関わらず口周りに汚れはついてないかなど，マスク着用時には隠れている部分の身だしなみを一度確認すると安心です。マスクに慣れていると口元の表情が固くなってしまいがちですので，相手に共感が伝わる表情を意識してコミュニケーションをとりましょう。

(3) 電話診察のマナー

電話で診察を行うときには，第一声が「**お待たせいたしました**」の一言だと好感がもてます。また，電話では特に声のトーンに気を付けましょう。オンラインと異なり，声のみの情報伝達となりますので，笑声（えごえ）と言われる，笑顔でいることが伝わる声を意識すると，患者様も症状を話しやすくなります。電話の機械を通すと声が低く聞こえてしまいますので，いつもより高いトーン（「ソ」の音）を意識します。一方，ご高齢の方には高すぎると聞こえづらくなるため，落ちついたトーンで「はっきり・ゆっくり・くっきり」を心掛けてお伝えしましょう。

再診の患者さんで，事情により電話再診をされる方には，「先生の声を直接聞くことができて安心した」「電話で診察を行ってくださってありがたい」という方が多くいらっしゃいます。患者さんの体調を気遣うプラスアルファの一言を意識して，電話による短時間の診察でも安心感を与えることが重要です。

2　看護師

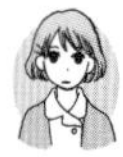

(1) 患者さんだけでなく，様々な職種への配慮も求められる看護師

患者さんとの対話が最も多い職種は，看護師です。また，対医師，対事務職員，対患者さんなど，なにかと調整役も担っています。人の間に立って調整役を務めるのは簡単なことではありません。患者さんへの気遣いはもちろん，医療機関内の様々な職種への配慮が必要になります。

〈外来呼び出しでの対応〉
「○○さん，お待たせいたしました。1番にお入りください」
「こちらへどうぞ」(相手の歩調に合わせて，手を進行方向に添えてご案内)
「ゆっくりで構いません」(体が不自由な場合。必要であれば手を添え，介助しながら歩く)
〈診察室内での対応〉
「こちらにお掛けになってお待ちください」(転倒の危険がないように目を離さない)
〈診療後の対応〉
「次は検査になりますので，このまま中待合でお待ちいただけますでしょうか？　担当看護師がご案内致します」

ここでのポイントは，次のとおりです。

① **呼び出し**：診察の緊張をほぐすよう，優しく穏やかに呼び出しを行います。
② **言葉遣い**：**「こちらにお入りくださいねー」**などといった親しげな言葉遣いはなるべく控え，丁重にご案内します。“馴れ馴れしい”“節度ない組織だ”と反感を買われないようにします。
③ **テキパキし過ぎる行動は避ける**：急かされているようでつらくなってしまう方がいます。
④ **安全確認**：ご案内の際には，相手の歩調に合わせます。よろけたり，躓いたりされる方がいるので，目を離さず，安全を確保するよう心掛けましょう。
⑤ **介助と確認**：診察室では，荷物を置く場所を伝え，椅子にかける際には転倒の危険がないよう必要があれば体を支えるなど介助します。荷物を置く際，貴重品は肌身離さないように言葉を添え，院内で紛失がないように注意します。また，診察終了後の忘れ物（眼鏡など）の確認を怠らないようにしましょう。
⑥ **スムースな診療への配慮**：診察中は，医師の診察の妨げになるような行為・言動は慎しみます。
⑦ **不安を与えない**：患者さんに不安を与えないよう，診療後に何をするか，どこで待つのかが明確にわかるよう言葉掛けをします。
⑧ **医師との橋渡し役**：診察終了後に診断や投薬についての質問を受けた際には，わかることであっても医師につなぎます（勝手な見解や判断を患者さんに伝えない・立場を逸脱しない）。
⑨ **ギャップをなくす**：ギャップは不信感につながる恐れがあります。患者さんだけに親切で柔和にするのではなく，誰に対しても同じようにバランスのよい対応ができるよう心掛けます。

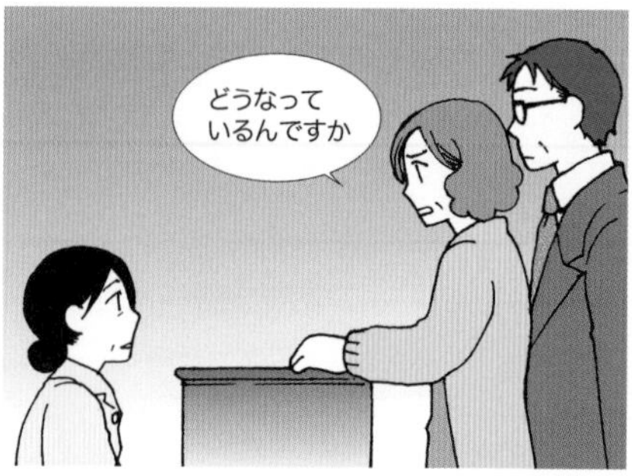

3 臨床検査技師・診療放射線技師

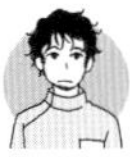

(1) 患者さんに緊張感を与えないよう，名前を名乗り，慌てずに行動する

検査は密室で行われるため，患者さんが緊張しないように，まずは職種，名前を名乗り，患者さんが安心して検査に臨めるようにします。呼び掛けの声が硬すぎたり，強すぎたりすると，患者さんの緊張は増してしまいます。また，準備が遅い方に急かすような態度をとったり，検査終了後，どこで何をすればよいかといった説明は，必ず丁寧に行います。

〈MRI検査を行う患者さんへの対応〉

技師「○○さん，お待たせいたしました。中へどうぞ。本日担当致します放射線技師の横山と申します。どうぞよろしくお願いいたします。それでは，確認のためお名前，生年月日をお伺いしてもよろしいでしょうか」

患者「○○○○です。昭和35年12月31日です」

技師「ありがとうございます。それでは，これからMRIの検査になりますので，時計などの貴金属類をお外しいただけますか？」

「はい，○○さん，これでMRI検査は終了となります。お疲れ様でした。次は処置室となりますので，2階検査受付までお進みください」

ここでのポイントは，次のとおりです。

① **第一声**：患者さんの緊張を和らげるため，柔和な笑顔で，自ら名乗ります。

② **本人確認**：患者さん本人かどうかの確認を怠らないようにします。

③ **検査の説明**：注意事項をわかりやすく伝え，患者さんの不明点などは解消するようにします。

④ **丁寧な言葉掛け**：検査中の言葉掛けもできるだけ丁重に，「ですます調」で伝えるようにします。

⑤ **検査後の案内**：検査終了後は，「お疲れ様でした」と労いの言葉を必ず添えます。次に何をするか，どこへ向かうかも必ず案内し，患者さんが迷わないようにナビゲートします。

〈レントゲン撮影を行う患者さん（医師の指示以外の要望がある場合）への対応〉

患者「撮影は，左足だけですか？」

技師「はい，医師からそのように指示を受けておりますが，いかがなさいましたか？」

患者「左肩も痛いので，念のため撮ってもらえないかね」

技師「そうですか。では，担当医に連絡して肩の追加撮影の指示をもらってみますので，少々お待ちください」（軽く会釈）（医師に確認し，指示を得る）

技師「お待たせしました。医師に確認したところ，左肩も撮影することになりました。撮影準備をいたしますので，もう少しお待ちください」（軽く会釈）

患者「すみませんね。お手数掛けます」

技師「いいえ，大丈夫ですよ」（笑顔）

ここでのポイントは，次の2点です。

① 患者さんの要望に勝手に応えることはできない旨，患者さんにご理解いただけるか

② 医師への確認がすぐできるか

医師への確認がすぐにできない場合には，改めてレントゲンを撮ることになりますから，医師の承諾なしで勝手に撮影することができない立場であることを伝えなければなりません。

4　事務スタッフ

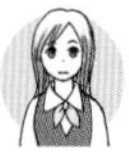

(1) 職場環境が近づいたことで，医療職と同じ身だしなみ基準が適用されつつある

医療機関の事務部門には，総務・経理・企画経営・用度・医事など様々な部署があります。なかでも医事課は，ナースステーションに常駐する「病棟クラーク」や医師の業務軽減をサポートする「医師事務作業補助者」といった職種が所属していることが多く，診療チームと連携したり，患者さんと直接関わりをもったりする機会が多い部門です。

以前は，事務部門と診療・看護部門とで，異なる身だしなみ基準を設けている医療機関が多かったのですが，職場環境が重なることが多くなったこともあり，身だしなみ基準を統一化する動きがあります。

事務部門も，診療部門・看護部門の身だしなみ基準に合わせ，衛生・安全・感染の観点から医療職としてふさわしい身だしなみを身につけ，患者さんに安心感をもってもらえるようにしましょう。

(2) 金銭のやりとりをする唯一の部門

窓口業務は，患者さんと直接金銭のやり取りをする部門です。請求誤りのないように努めることは当然ですが，適切な応対で，患者さんに良い印象を残せるようにしたいものです。

〈会計窓口での対応〉

事務職員「○○さん。お待たせ致しました。本日のお会計は○○円でございます」

患者（お金を手渡しながら）「○○円ね，はい」

事務職員「○○円お預かりいたします。○○円のお返しになります。先に領収証をお渡しいたします。次に，こちらが処方箋でございます。調剤薬局にお出しいただけますでしょうか。お大事になさってください。お気をつけてお帰りくださいませ」

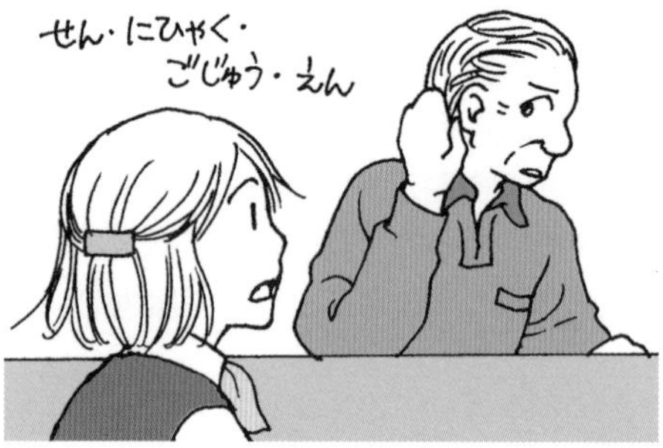

患者さんがご高齢の方である場合は，金額をはっきり伝えないと，「え？　いくら？」と聞き返されてしまうことがあります。その際，「せんにひゃくごじゅうえん」ではなく，「せん・にひゃく・ごじゅう・えん」というように，少し区切るようにして発音すると，伝わりやすくなります。

しかし，あまり大きな声を出し過ぎると，耳に響いて却って聞こえづらくなることもありますし，相手に不快な思いをさせてしまったり，周囲に「高圧的な態度」と見られてしまったりすることもあるため，注意が必要です。

なお，支払明細書と一緒に処方せんを渡すことも，窓口での一般的な業務です。渡す際は，①処方されている薬があること，②調剤薬局であればどこでも原則受け取れること――等を伝えます（特に初診の患者さんには有効期限が4日以内であることも必ず伝える）。

5 MSW

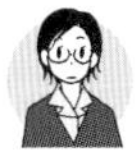

(1) 職場環境が近づいたことで，医療職と同じ身だしなみ基準が適用されつつある

メディカルソーシャルワーカー（MSW）は，病院の職員でありながらも患者さんに寄り添った相談員という非常にむずかしい立場にあります。近年，独居老人が増えるなど，個々の家庭環境も複雑になってきています。不安を抱えた患者さんに，社会保障制度等の活用法をアドバイスしたり，退院後の生活を支援するサポーター的存在だということを伝え，安心していただくことが何よりです。

〈退院に不安がある患者さんへの対応〉

患者「ある程度病状が良くなったので，そろそろ退院できるという話が出ています。でも実は，私自身は，まだ不安なんです。家族もみな仕事をもっていますし，正直，今の状態で退院すると困るようです。どうしたらよいでしょうか？」

MSW「そうですね。病状が回復すれば，退院ということになります。ただ，田中さんの場合は，機能回復の不安もあるということですので，ご心配ですね。田中さんのお気持ちや現状はわかりました。確認して，どうしたらよいか，またお伝え致します」

まずは傾聴を心掛け，穏やかに接します。MSWにとっての禁句は，「先生には直接言うことはできなかったのですか？」の一言です。医師に直接質問ができない方もいます。だからMSWという存在があり，相談する患者さんが多いのです。そうした患者さんの気持ちを汲み取る必要があります。

また，退院直前になって相談に来られるケースについては，「もっと早く相談してくれれば良かったのに」と思うかもしれません。しかし，実際の病棟の現場では，前日に「明日退院です」と伝えられるケースもあります。突然退院だと言われ，患者さんは内心，「退院したくない」「ちょっと事情がある」と思っても，言い出しにくいのが現状のようです。特に控えめな気質の方，ご高齢の方などは自己主張しにくく，退院したら生活が困るのにもかかわらず，それを誰にも伝えることができないということもあります。相談に来られた患者さんは，「ここでやっと自分の気持ちを聞いてもらえる」と思っていらっしゃることを汲みとった対応が望ましいのです。

(2) 個人的に介入しすぎることなく，プロの相談者としての役割を担う

フリーター，生活保護者など，様々な事情を抱えている方が増えています。相手が若者の場合には，人生の“気付き”となるような個人的アドバイスもできるかもしれません。ただし，個人的に介入し過ぎると，複雑な問題を抱えてしまいかねません。公私の区別をつけ，プロの相談者としての役割をしっかり担い，感情に流されたり巻き込まれたりしないようにしていくことも大切です。

自己コントロールがうまくできるよう，気分転換の方法，ストレス解消法などしっかり身につけて，自分のペースで感情の安定を保てるよう訓練しておくことをお勧めします。

(3) 同職種が少ないからこそ，他職種との関係を大切に

MSWの業務においては，院内の医事職員，看護師，医師などに確認したり相談したりすることが多々発生します。そのため，日頃から関係を円滑にし，つながりを保っておく必要があります。

また，一医療機関におけるMSWの配置人数は多くありません。現場に同職種の同期がいることは少なく，同じ立場として共感し，相談できる人が少ないという悩みを抱えがちです。職種の違う同期としっかり交流をもち，いろいろな面で支えてもらえるよう，普段から人間関係・信頼関係を構築しておくことが，仕事をスムースに進める鍵となることでしょう。

6 薬剤師

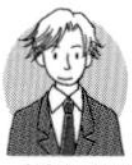

(1) 患者さんと接する機会が増えたことで，身だしなみにも注意が必要に

服薬指導の重要性が注目されるようになってから，薬剤師も病棟に足を運ぶ機会が増え，患者さんとの対話が必要な職種となりました。コミュニケーションが必要な業務に慣れる必要があります。

コ・メディカル部門に共通して言えるのは，診療・看護部門と比較して身だしなみの基準がやや甘いことです。サンダル・スリッパ履きや，制服に調和していない靴下の方がいます。このまま病棟に上がると，患者さんの視線もありますし，他部署からも反感を買いかねません。少なくとも病棟に服薬指導に向かう際には，“周りとの調和”を念頭に置いた身だしなみと行動を心掛けましょう。

〈身だしなみのポイント〉

①	ズボンは白の制服が望ましい（黒・紺可）	×チノパン・ジーンズなど
②	制服に調和した履物・靴下であるかどうか	×サンダル
③	清潔感のある顔かどうか	×髭・揉み上げ・過度な化粧
④	女性の長い髪の毛をきちんとまとめているか	×束ねているだけ

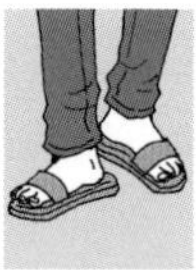

病棟を訪室する際には，ノックせずに急に入室したり，ベッドの仕切りカーテンを急に開けたりしないように配慮します。また，足音が響かないようサンダル履きは控えましょう。

また服薬指導時には患者さんとの距離が縮まりますので，口臭，整髪剤の臭いなどにも配慮が必要です。特に術後の患者さんは，普段気にならない臭いにも敏感になることがあるようです。

服薬指導で病棟を回る際には，職員同士が身だしなみチェックを行うことをお薦めします。

(2) 病棟業務によって，クレームを受ける機会も増える

〈医師に対する批判を受けた際の対応〉

患者「待たされた上に，あの医師の薬の説明は聞き取りにくくて，わからなかった」
薬剤師「ご不明な点があれば確認致します。もう看護師にはお話されましたか？」
患者「看護師さんに聞いて，一応，わかった。でも，あの医師の態度が気にいらん！」
薬剤師「申し訳ございません……」

患者さんが不満を伝えてきた場合，組織の代表としてお詫びします。ただし，質問に回答できるかは微妙ですので，この場合は上記のようにとりあえず患者さんの訴えを傾聴し，お詫びの姿勢をみせ，確認を取る旨，伝えるのが良いと思います。

また，間違っても「なるほど，わかります。あの医師は感じ悪いんですよね」などと，患者さんに同調しないよう注意しましょう。医師だけでなく，医療機関に対する不信感を募らせてしまいます。

(3) 治療に関する訴えは，必ず医師に確認を

調剤薬局の薬剤師が気をつけなければならないのは，医師の処方箋に基づいた処方を行うことです。患者さんから治療や処方に関する訴え，変更等の要望があった際には，処方した医師に相談なく勝手な見解や判断で患者さんに情報提供をしないことです。説明を始めて患者さんが初めて聞くような顔をされた際には，「先生はなんておっしゃっておられましたか？」と，医師の見解を確認する必要があります。診断に関わることや，診断した医師に対し不信感が生まれるような発言は控え，疑問があれば照会しましょう。大切な患者さんをお預かりするという気持ちがあれば，良い連携ができます。

7 リハビリテーションスタッフ（PT・OT・ST）

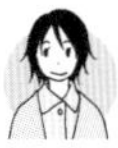

(1) マンツーマンで長時間接することから，高いコミュニケーション能力が求められる

理学療法士（PT），作業療法士（OT），言語聴覚士（ST）などのリハビリスタッフは，基本的に患者さんとマンツーマンで接することが多いため，高いコミュニケーション能力が要求される職種だといえます。患者さんにとっては，アドバイザー職・指導職ですが，高圧的にならずに相手のモチベーションをいかに高め，やる気を引き出すかが，求められます。

① **相手に敬意をもって接する**：言葉遣いは「ですます調」が基本です。たとえ当人同士がよいと思っても，他の患者さんへの配慮という意味でも，友達言葉は使わず，適度な距離感を保ちます。

② **相手が無理をしていないかどうか，察する力をつける**：遠慮やプライドから自分の状態をうまく伝えられない方がおり，それは高齢の方に多い傾向にあります。「もしかしたらおつらくありませんか？」「そろそろこのあたりにしておきましょうか？」など，随時声を掛けるのと同時に，本心で望んでいるのかどうか，表情を見ながら察することが重要です。

③ **病気・症状に関する相談には気軽に答えない**：信頼関係を築きやすい職種ならではの注意点ですが，リハビリスタッフには，医師，看護師，家族などに言えないことも言いやすく，相談を持ちかけられたり愚痴をこぼされることが多いようです。病状・投薬・入院期間などの見解を求められた場合には誤解を与えないよう，また主治医との関係を壊さぬよう発言には注意が必要です。

(2) 相談や質問を多く受ける職種。回答の可否は的確に判断。

〈患者から問合せを受けた際の対応〉

（リハビリ室で）

患者「先生が，退院時期は理学療法士と相談して決めましょうと言っていたのですが，自宅に帰るには，あとどれくらい治療を続けたほうがいいのですか？」

理学療法士「あと1週間くらいで大丈夫だと思いますよ」

（診察室で）

患者「理学療法士さんに，もう1週間は退院を延ばしたほうがいいと言われたのですが…」

医師「理学療法士の見解を参考にしながら判断します。検討後に，お返事させていただきます」

患者「はい，わかりました」

（その後，医師が理学療法士に内線をかけて）

医師「退院日を1週間延ばしたほうがいいと言ったそうだね。患者さんの退院日の最終決定は医師が行うものなんだから，患者さんから相談を受けたら，すぐにこっちに確認してください」

理学療法士「はい。以後，気をつけます」

理学療法士は，患者さんの「あとどれくらい治療を続けたほうがいいのですか？」との問いに「あと1週間くらいで大丈夫です」と答えただけで，入院期間について述べたわけではありません。しかしこれでは，患者さんに入院期間が1週間延びると受け取られても仕方ないでしょう。

その職種の業務の領域を超えるような相談を受けた際には，遅滞なく報告を行い，主治医が患者さんに返答する際に困らないよう配慮することが重要です。

この場合，「普通に生活するのに安心できる動きができそうなのは，この調子であればあと1週間くらいかと思われます。その旨，私から担当医に申し伝えます。最終的な判断は医師が行うことになっておりますので，担当医が退院時期をお伝えいたします」と答えるのがよいでしょう。

8 栄養士

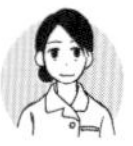

(1) 医療の専門家として，説得力のある“話しぶり”が信頼を得るカギに

栄養士も薬剤師同様，病棟のベッドサイドや個室での栄養指導など，患者さんと近距離で話をすることが多いので，口臭や整髪剤などの臭いへの配慮も含め，身だしなみには気をつけましょう。

身だしなみはもちろん大切ですが，“話しぶり”も信頼を得るために重要な要素です。食事に関する指導については，「自由がない」「小言を言われているようだ」と，鬱陶しく思う方も少なくありません。それに対し栄養士は，体調がどう改善されるか，またどのくらい成果が上がるか，逆に守らなければどんな危険があるか――など，医療の専門家として，具体的にわかりやすく情報を提供することが大切です。「この人の言うことならきいてみよう」という気持ちにさせたいものです。

とはいえ，食生活は習慣です。日々の習慣，嗜好は簡単に変えることがむずかしく，急すぎるとすぐにできなくなってしまうため，少しずつ次のステップに進めるような提案が望ましいでしょう。

マンツーマンの個別指導では，少しずつ無理なく行動変容を促すことが大切です。目標を設定し，達成したら一緒に喜びを分かち合います。なお，仕事柄，どうしても理想の食生活を実現させにくい方もいます。それを考慮し，日々の食生活のなかで可能な取組みをアドバイスできればベストです。

患者さんの性格や生活パターン，職業なども念頭において，それぞれに合った指導法を工夫するのが，プロとしての腕の見せ所といえるでしょう。

医療機関によっては，患者さん向けに栄養士によるミニセミナーを開催し，カロリーや食べ合わせをパネルなど使ってわかりやすく楽しく伝える工夫をしているところもあります。ゲーム形式や参加型イベントは盛り上がり，比較的簡単に情報提供もできて効果的です。

〈指導を守れない患者さんへの対応〉

栄養士「○○さん，食生活を変えるのはなかなかむずかしいですか？」
患者　「はい，仕事の付き合いなどもあって，どうしても夜遅い飲食になってしまいます」
栄養士「お仕事をされていると，時間調整はしにくいですよね」
患者　「はい。でも，なんとかしなければ現状は変わりませんよね」
栄養士「そうですね。糖尿病は自覚症状が出ません。そのままの食生活を続けてしまうと，将来的には合併症や失明等の恐れがあり，今の生活を保つことが困難になることさえあります。現時点ではまだそのような事態になることはないと思いますが，今のうちにできることをしましょう。改善が図れるように私も一緒にお手伝いいたします」

相手の状況に理解を示しつつ，今できることは少しでもしておいたほうがよいとの意識を植え付けていきます。あくまでも「やらなければならないこと」ではなく，「自分のために良いことであり，必要だから自主的に行うもの」という考えにもっていくことが重要です。一方通行ではなく双方向コミュニケーションが必要な職種であることはいうまでもありません。

(2) 厨房ではムードメーカー的存在として，よい職場風土作りを心掛ける

栄養士にとっては，調理師や厨房スタッフとのコミュニケーションも重要です。管理栄養士がとりまとめを行う際には，自分が仕切るというよりも厨房のムードメーカー的存在だと認識し，よい職場風土を作ることを目指します。また，適度な距離感を保てるよう，友達言葉ではなく丁寧語・敬語を使用し，節度ある行動をとることが信頼への第一歩です。親しみを出したい場合でも，言葉遣いには気を付け，特に目上の方には謙虚な姿勢で臨みます。

《患者タイプ別対応編》

1 患者家族への対応（入院～退院まで，手術前後の対応，患者死亡時の対応など）

（1）患者家族への対応には３つのポイントがある

最近は，家族への対応もむずかしくなってきています。患者を抱えている不安，経済的な負担など，精神的に不安定なご家族の対応においては，以下の３点がポイントになります。

〈患者家族への対応のポイント〉
① わかりやすい説明　② 適度な距離感　③ 親身な対応

① **「わかりやすい説明」**：医療機関には専門用語や略語が多く，医療者に馴染んでいる言葉でも一般の方々には意味が通じません。例えば，「エムアールを受けてください」と言ってもわかりづらいと思います。「MRI検査」とお伝えするなど，略語に注意が必要です。患者さんや家族がわからないと言ったとき，「なぜわからないの？」という表情は絶対に見せてはいけません。一般の方が知らないのは当然です。医療従事者であり医療のプロであれば，相手に対してわかりやすい説明をしてきちんと伝わるように伝えることが使命です。

② **「適度な距離感」**：特に言葉遣いには注意が必要です。入院が長くなると，特に看護師と患者さんは慣れ親しみ，距離が近くなります。その様子を相部屋の患者さんなどが見ると，不平等に感じることがあります。また，家族からは「馴れ馴れしい」「もっと尊重してほしい」などの訴えがあります。現に，筆者も父が入院した際，同じ思いをしました。娘は父を大切に思うあまり，必要以上に仲良くされることを不快に感じることがあります。とくに家族の前では，友達言葉ではなく，敬語・丁寧語で接してもらいたいものです。

③ **「親身な対応」**：頼みごとに対し，快く対応してくれるかで表れます。とはいえ，病院内にはルールがあり，要望に応えられないこともあります。その際もどう対応をしたかで，家族の信頼の度合いが変わってきます。例えば，まだ外出許可の出ていない方から外出の申し出があった場合，患者さんの病状から外出はむずかしいと思われても，「むずかしいかもしれませんが，主治医に確認してみます」と応えるようにしましょう。ご家族も，駄目だとわかってお願いをしていることが多いのです。自己判断で断らず，気持ちを尊重し，丁寧な対応を心掛けましょう。

（2）十分な情報提供が，家族の安心につながる

家族にとって，患者の術前術後は最も心落ち着かない時間です。安心してもらうためには，思いやりのある言葉掛けに止まらず，十分な説明，情報提供も必要です。おおよその手術時間や，術後に麻酔が切れていない状態だとどのように見えるのかなど，予測できる状態等を伝えます。手術後にたくさんの管を通され，顔面蒼白で，意識がない状態で戻ってきたのを見ると，家族はショックを隠しきれません。「麻酔が切れたときに徐々に表情も戻ってくるので，安心できると思います」と，術後の回復状態についてあらかじめ伝えておくと，気持ちの準備ができます。もちろん必ず保障されたものではないのでむずかしいところですが，可能な範囲での説明は行いたいものです。

最善を尽くしたにもかかわらず，患者さんが死亡されたときは，相手の心を慮り，事務的にならず，かといって感情を入れすぎず，事実を伝えて理解していただきます。ご家族は取り乱し泣き崩れる状態になったり，立っていられなくなったりされる方もいます。体をしっかり支えるなど，患者さんのご家族に危険がないよう，状況に応じて対応します。

2 入院患者への対応（毎月の医療費請求，外来診察受診時など）

(1) 思い込みはトラブルの元

毎月の医療費の支払いは滞りなく行っていただく必要があります。ご家族が支払をされる場合，家族のどなたが担当されるのか，入院時にあらかじめ確認しておくことが重要です。

また入院中の外来受診については，必要に応じて介助をつけて安全が確保できるように努めます。患者さんがどのタイミングで外来へ行けばよいのか，外来窓口に患者さんの受診が伝わっているのか，必ず確認します。患者さんとしては，既に連絡が済んでいて，窓口の手続きなどは省略されるものだと思い込んでいることが多いようです。逆に医療者のほうは，患者さんが外来に行って外来窓口で名乗り，声を掛けるものだと思い込んでいるケースがあります。双方の思い込みにより，外来で長時間待たせ，トラブルになる例はたいへん多いので，気を付けるべきポイントです。

3 外来患者・救急患者への対応

(1) 救急では慌ただしさのなかで，患者さんへの配慮を欠きがち

救急患者の場合，本人もご家族も医療機関を受診する心づもりがないままに来院されます。それを前提として，対応を考えます。処置や点滴などで少し痛みの状況が落ち着いてくれば，患者さんも周りを観察する余裕が出てきます。

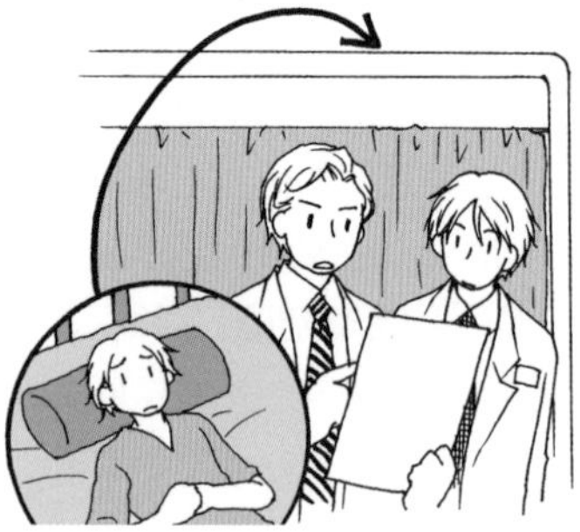

救急の現場では，慌ただしさのなかで患者さんへの配慮を欠きがちで，患者さんや家族から，時に“モノ扱い”されているようだと指摘を受けることがあります。救急搬送患者さんについて，「ここに置いておくけどいい？」「あっちに連れていって」といった，失礼な発言をしていないでしょうか。

また，カーテン1枚で仕切られている処置用ベッドのすぐそばで，「ここはね，1cmを超えたら手術の目安になるんだよ。わかる？」などと，先輩医師が後輩医師に教育的な話をすることも多いようですが，接遇の観点からいうと適切ではありません。患者さんは，自分がモルモットのように扱われている気持ちになります。あくまでも医療機関は患者さんの治療，療養の場です。それを優先するという姿勢で行動するようにしましょう。

また，緊急入院の際には，患者さんがスーツなどを着ていることがあります。処置がしにくいことから検査着や入院衣に着替えることになりますが，介助が雑にならないよう注意しましょう。無理やり脱がされたように感じると，大人なら屈辱的に感じるのは当然です。

救急の場合はとくに，患者さんは，仕事の調整や家族のこと，今後のことなどで，頭が混乱しています。そのことを慮る一言を，気持ちを込めて添えると，患者さんの心が落ち着くことがあります。筆者も緊急入院をしたことがありますが，病棟の師長さんが「このたびは急なことで大変でしたね」と気持ちのこもった一言を掛けてくださったのが印象的でした。師長さんと話をしたのはほんの数分でしたが，短時間でも十分に気持ちは伝わるものだと痛感しました。

(2) 外来では，つねに周囲の様子に目配りし，患者さんの変化に対応

外来でも，長椅子に横になったり頭を伏せているなど，明らかに具合の悪そうな患者さんがいるものです。外来受付のスタッフや通りかかった職員が，いち早くその状態に気付く必要があるのですが，自分の業務で余裕がないと，周囲の状況を把握できず，放置してしまうことがあります。他の患者さ

んからの申し出で初めて気付くようでは駄目です。安全に安心して待っていただける環境かどうか，常に周囲を確認することも業務に含まれることを忘れてはなりません。

4 高齢者への対応（親しみやすさと馴れ馴れしさの区別など）

(1) 話す表情や声の高さ，速度で，印象がかわる

医療機関には高齢者が多く来院されます。ほとんどの医療者にとって，高齢者は目上の方ですから，特に尊重した対応が望まれます。人によっては，「敬語だと，よそよそしい感じで寂しいな」とおっしゃったり，「方言を使ってくれないの？」といった反応をされることもあります。また逆に，敬語を使わないと「馴れ馴れしい」，方言を使うと「私は転勤族だから，方言を使われると疎外感を感じる」とおっしゃる方もいて，誰にでもちょうどよい距離感を保つのはむずかしいものです。

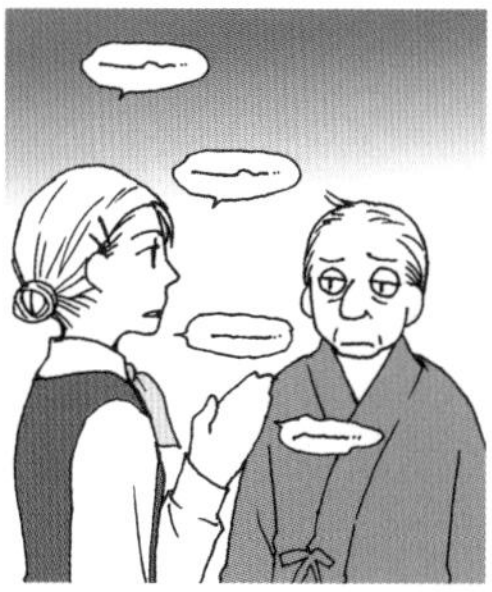

まず，敬語が冷たいかどうかですが，敬語そのものではなく，表現が「冷たい」と感じさせている可能性がありそうです。敬語を，高音（低音）で早口かつ流暢に話すと，慇懃無礼もしくは冷たいと感じさせるかもしれません。

逆に，敬語を使っていても，表情が豊かで（気持ちがこもっていて），速すぎず，声のトーンもほどよく（ソの音がいいと言われています），相手の目を見ながら話ができれば，敬語でも冷たいと思われないでしょう。

(2) 耳が遠い，足が不自由 ―― そんな高齢者には優しい心で

高齢者に話しかける際，気を付けたいのが，加齢による身体機能の低下で，コミュニケーションがむずかしい方がいることです。発言を聞き返された際は，同じペース・同じ口調で話すのではなく，少し言葉を区切って，口をしっかり開けて，話すようにします。一方，最初から「高齢者＝耳が遠い」と思って，大声で話してしまうと，「私は耳は遠くないわ！」と，気を悪くされてしまいかねませんので，先入観をもたずに状況に応じて対応していくことが望まれます。

また，杖をついていたり，手に震えがある方などもいます。そうした方に受付票などを記入していただく際には，椅子のあるところまでご案内します。その際，腰掛ける際に手を貸す，手荷物を預かる，記入を代行するといった介助をしますが，「お手荷物をお預かりいたしましょうか？」「何かお手伝いできることはございませんか？」など，必ず相手の意思を確認してから動きます。

5 障害者への対応（視覚障害・聴覚障害・肢体不自由者への対応）

(1) 障害者が不自由なく過ごせる環境は日頃からつくっておく

医療機関では，視覚障害の方が安全に歩行できる環境を整えるため，整理整頓を徹底する必要があります。昨今は，職員が院内パトロールを実施するところが増えてきました。また，介助の際は，歩行スピードを合わせながら声を掛け，不安にさせないようにしましょう。

聴覚障害者の場合は，多くはリップリーディング（口の動きで言葉を読み取る）で理解してもらえることが多いですが，一見，健常者との区別はつかないので，職員が気付くのが遅れるという問題があります。話をするときは，大きく口を開けて，わかりやすく話すことと，身ぶり手ぶりを加えることです。また，紙や小さなホワイトボードなど，筆談用の道具を揃えておくと便利です。

肢体不自由者の方の場合は，その方が何を欲しているのか，察する力が求められます。また，車いすや松葉杖などがあれば，ご自身である程度自立して行動できる場合には，助けがいらない可能性も

あります。無理に強く申し出て相手に不愉快な思いをさせないようにしましょう。必ず，「何かお手伝いできることはございませんか？」と相手の意思を確認したうえで，行動を起こします。

6 外国人患者への対応

(1) ゆっくり，ジェスチャーを交えて話す

出稼ぎ，転勤，留学，結婚――等により，日本には様々な外国人の方が住んでいます。そうした方が患者さんとして来院した場合，日本語が通じないときは，まずは英語で対応してみます。それでも通じない場合には，身体図で痛みの部位を指し示してもらう，ジェスチャーで意思疎通を図るなど，工夫が必要です。

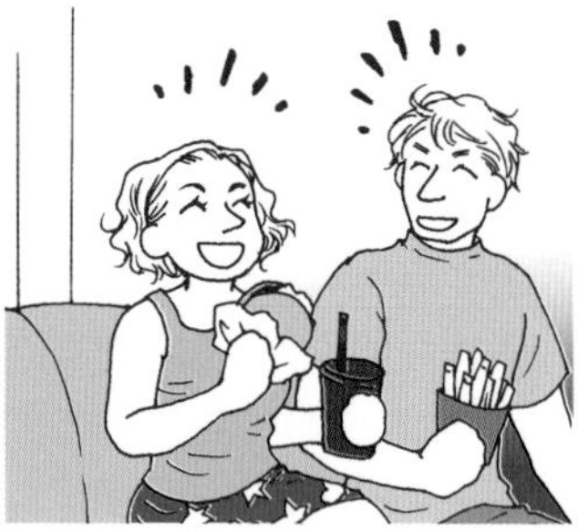

なお，なかには，待ち時間に待合室で食べ物を食べたり大きな声で話をしたりするなど，マナーが悪い場合もあります。「文化の違いだから」とあきらめず，なるべくわかりやすいゆっくりとした日本語で，ジェスチャーを交えながら，禁止であることを伝えます。

あらかじめ，少なくとも英語の案内板は，用意しておくと便利です。外国人の出身地が偏っている地域もありますが，その周辺では，その国の言語による案内用紙も用意しておくとよいでしょう。

診察時には，英語であればある程度医師が対応できるでしょう。診断後の質問などを受ける際には，外国語ができるスタッフが対応し，トラブルにならないよう注意が必要です。

外国人患者さんへの対応で医療機関として大事なのは，患者さんの身元，保険証の有無，支払い能力の有無（現金の持合せの有無）の確認です。氏名・住所，勤務先などは必ず確認し，後日必ず連絡がとれるようにします。

7 来訪者（入院患者への見舞い者等）への対応

(1) お見舞いの時間帯や注意事項は，あらかじめ伝えておく

近年，面会時間外の来院者に対するクレームが増えています。あらかじめ入院患者さんとご家族に，お見舞いの時間帯や注意事項について，伝えておく必要があります。

特に，相部屋の場合には，カーテン1枚のプライバシーになりますので，会話の一つひとつまでしっかり聞こえてしまいます。病状が悪く，安静を保たなければならない方にとってはちょっとした音，話し声でも気になるものです。

しかし，入院患者のご家族も，遠方から来る方も多いでしょうし，仕事の合間を縫って来ている可能性もあり，現実問題としては，「面会時間外であるから」といって，むげにお断りするわけにもいきません。例外的に許可した場合も，ディルームやカンファレンスルームなど，病室外で対応してもらうなどとして，他の患者さんに配慮しなければなりません。なかには，ご家族の方が家でおかずを作ってきたり，果物などを差し入れたりすることがあります。また，入院患者が食べきれなかった食事をご家族が代わりに食べてしまうこともあります。このようなことがあると，適切なバイタルチェックができなくなりますので，なぜいけないのかをきちんと説明しておきましょう。

また，最近は，医療機関の施設内を全面禁煙にしているところが増えています。愛煙家のご家族がいらっしゃる場合には，このことにもあらかじめ留意が必要です。

さらに，小さなお子さんがお見舞いに来られる際には，他の患者さんの安静を保つために面会時間内であっても配慮していただき，病室外で面会することをお願いするとよいでしょう。

3 患者の気質別接遇術

1 患者気質別（4分類）の概要

(1) コーチング的アプローチ

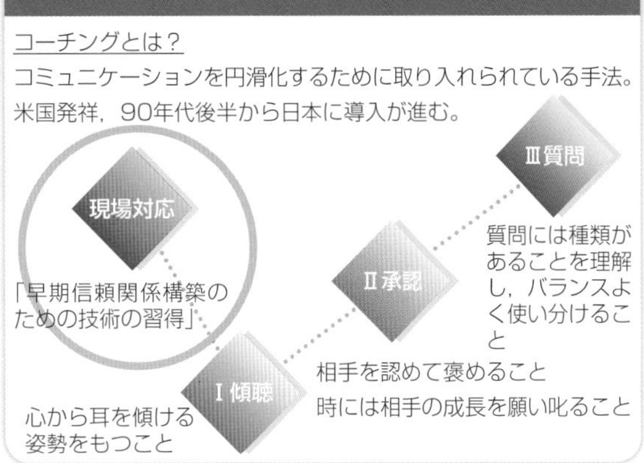

コーチングとは？
コミュニケーションを円滑化するために取り入れられている手法。
米国発祥，90年代後半から日本に導入が進む。
現場対応
「早期信頼関係構築のための技術の習得」
Ⅰ傾聴
心から耳を傾ける姿勢をもつこと
Ⅱ承認
相手を認めて褒めること
時には相手の成長を願い叱ること
Ⅲ質問
質問には種類があることを理解し，バランスよく使い分けること

コーチング構成図（参考）

「コーチング」とは，コミュニケーションを円滑化するために取り入れられたアメリカ発祥の手法ですが，日本でも経営層を中心に人とかかわる職業の方々が，そのスキルを極めようとして学ぶ機会が増え，かなり浸透してきています。熟知していなくても，なんとなく聞いたことがある方は多いのではないでしょうか。筆者はこのコーチングという手法がない時代から人とかかわる仕事をしてきたため，試行錯誤しながら，相手のおおよその気質を察しながら，“相手に伝わるように伝える”ための方法を身に着けてきました。そこで，接客や営業経験がない方，つまり，お客様に叱られたりクレームを受けた経験がない方でも，うまくいく人とかかわる方法を身につけることができるようにならないかと考え，コミュニケーションを取る相手の性格（気質）を4分類して相手の性格に合わせた（相手に受け入れられやすい方法の言動をする）方法に行きつきました。自分と同じ気質か違うか，真逆か――ということを理解したうえで活用することを医療現場で提唱しています。

患者は必要に迫られ，困って，医療機関にかかるので，サービスを提供する側の医療従事者のほうが優位な立ち位置にあるという特殊性があります。相手が弱い立場であっても，相手に対する配慮や相手に合わせて伝えていくことを怠ると，大きなトラブルに発展する可能性が高くなります。人的トラブルを未然に防ぐ手段として，「コーチング的アプローチ」の手法を習得して現場対応力を上げ，よりいっそう人と関わることでコミュニケーション能力を研ぎ澄ますことが可能となります。

コーチングの手法を参考に，筆者なりの観点からみた気質分類についてお伝えします。

(2) 人の気質を大きく4つに分けて考える

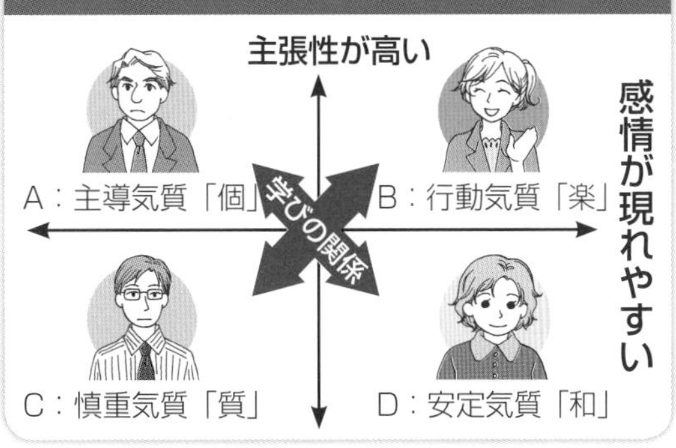

「対人対応力向上スキル」気質分類一覧表

人の気質（性格・タイプ）は大きく4つ（主導気質，行動気質，慎重気質，安定気質）に分類し整理して考えることができます。

対応する相手を以下のように分類し，その気質によって接し方を変えることで良好なコミュニケーションを図ろうというのが，本稿の提案です。それぞれの気質の特徴は次のとおりです。

まず，上の段の「主導気質」と「行動気質」は，自分の思いを表出できる気質であり，客観的に見てその人が何を考えているのかが比較的わかりやすい気質といえます。

逆に下の段の「慎重気質」と「安定気質」は，相手を気遣うあまりに自分を表出することが苦手で，自分の思いとは反する状態を作ってしまいがちです。したがってストレスが溜まりやすく，上の段の2気質と比べると，“わかりにくい”“つかみどころがない”という評価になります。

次に縦半分に割って考えてみましょう。

左側の「主導気質」と「慎重気質」の人は，第一印象では相手に緊張感を与えるような雰囲気を作ってしまいがちです。悪気はないのですが，“素の顔”（無表情）を作りがちです。シャイで表情が硬いとも言えると思います。

右側に位置する「行動気質」と「安定気質」の人は，第一印象から穏やかで優しい雰囲気を出すことができる傾向にあります。笑顔もしくは微笑みで，初めて会った方に対しても安心感を与えます。

なお，対角線上の気質同士は，正反対の気質だといえます。

参考　４つの気質分類のチェック表

□ 話し好きで，話題が次々と変化するほうだ	B
□ 高圧的な口調になる傾向があるほうだ	A
□ 自分で決断したいと考えるほうだ	A
□ 人に影響を与えたいと考えるほうだ	B
□ 決断力はあるほうだ	A
□ 確実に正しいものを選択したいと考えるほうだ	C
□ 主導権をとりたがるほうだ	A
□ 仲間と相談して決断するほうだ	D
□ 正確さを追求し，他人にも求めるほうだ	C
□ 人の話を聴きたいと思うほうだ	D
□ 勝ち負けにはこだわるほうだ	A
□ チームプレイを好むほうだ	D
□ いつも動き回っているほうだ	B
□ 同意を得たいと考えるほうだ	D
□ 感情的な争いは避けたいと考えるほうだ	C
□ 時間管理は苦手なほうだ	B
□ 相手に合わせて我慢しがちなほうだ	D
□ 細かいことより全体を見るほうだ	B
□ 1人で仕事をすることを好むほうだ	C
□ 正確でありたいと考えるほうだ	C

(3) 自分と相手がどの気質かを知り，気質に合った対応をする

まずは，自分がどの気質に該当するかを知ることから始まります。

筆者の経験から言えば，医療機関の職員のうち，およそ６割は安定気質の方が占めているようです。３割が慎重気質，残り１割弱が主導気質・行動気質といった印象です。

次に，コミュニケーションを取る対象の気質を考えます。自分と似た性格であれば，基本的には自分が嬉しいと思うことをすれば，相手は喜んでくれます。一方，自分と気質が相反する人の場合，自分が良かれと思ってした行動も，ありがた迷惑であったり，不快に感じさせてしまったりすることがあります。これがいわゆる“コミュニケーションエラー”です。身体や心の病で不安や心配を抱えて来院される方が多い医療機関では，こうした行き違いはなるべく防ぎたいところです。

医療者には安定気質の方が多いため，医療現場ではその気質と相反する主導気質の患者さんとトラブルが起きやすいと考えられます。安定気質の職員は，図の対角線上にある主導気質の患者さんに対して満足のいく応対ができにくいのです。

例えば，安定気質の方は，丁寧な説明や，親しみを込めた話し方などを好みますが，主導気質の方は，結論を先に言われたり，要点をまとめて伝えられたりすることのほうを喜びます。長い説明にはイライラしてしまう可能性が高いのです。安定気質の職員からすれば，「せっかく親切に丁寧に説明をしているのに，変な患者さん」と思ってしまいがちですが，相手に合わせた対応ができなかったことを反省し，次に似たような気質の方に対応する際には，工夫して伝える必要があります。

一方，医療者では少数派ではありますが，主導気質・行動気質に当てはまる方は，先に述べたとおり，第一印象で相手に緊張感を与えがちです。既に不安を抱えて医療機関に来ている患者さんに，さらに不安を与えることのないよう，表情を柔らかくするよう努める必要があります。自分の気質を知って少し気を付けるだけで，コミュニケーションは飛躍的に良くなります。

＊　　　＊　　　＊

このように，対応する相手の気質を見極めて，意識的に行動を変えることで，自分と違う気質の方との対応にも苦手意識が薄れ，人的トラブルが少なくなります。対角線上の気質は「学びの関係」と

考えてください。「自分とは違うから苦手，合わない」と思わず，違うことを理解することで，人間としての幅を広げることにつながります。現場でどんどん活用してみてください。

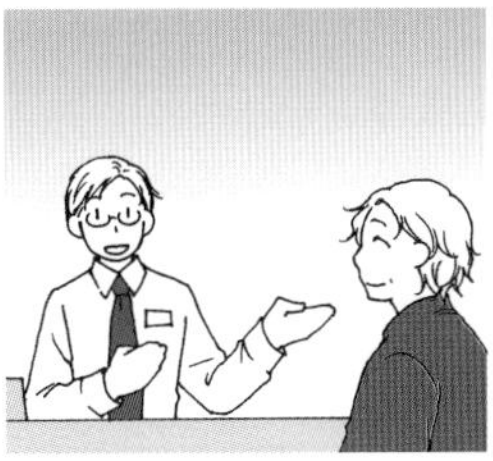

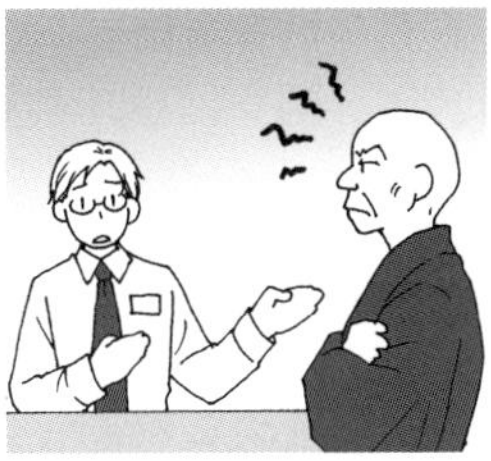

2　4つの気質と具体的対応方法

(1) シンプル3段階評価法の活用

人の気質別に分類する考え方について学びましたが，ここでは次のステップとして，気質別にどのように対応を変えていくのか具体的な事例とともに考えていきましょう。具体例に入る前に，考え方の基本となる「シンプル3段階評価」について説明します。

シンプル3段階評価法とは，事例に対して，①良い点（◎グッドポイント），②課題（残念ながらダメだった点）（△チャレンジポイント），③課題に対する改善策（次このようにならないためにとったほうが良い行動・言動）（☆リクエストポイント）を提示し，見解を擦り合わせる手法です。業務に関すること以外にも，面談や自分自身の行動の振り返りなど，広い範囲で活用が可能です。

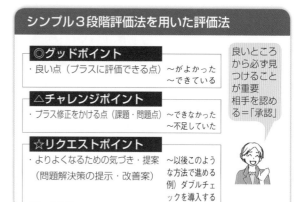

シンプル3段階評価法を用いた評価法

◎グッドポイント
・良い点（プラスに評価できる点）　～がよかった／～できている

△チャレンジポイント
・プラス修正をかける点（課題・問題点）　～できなかった／～不足していた

☆リクエストポイント
・よりよくなるための気づき・提案（問題解決策の提示・改善案）　～以後このような方法で進める　例）ダブルチェックを導入する

ポイントは最初に良い点「グッドポイント」を提示することです。医療従事者は真面目で問題意識の高い方が多いことが特徴として挙げられますが，その反面，自分にきびしく，良い点を捉えにくくなる傾向があります。そこで，良い点をあえて先に出す習慣を身につけてもらう仕組みになっています。“当たり前”の基準が高いと，例えば部下の評価の際には，「グッドポイントがない」「グッドポイントが見当たらない」ということになりがちです。実際に，そうした声が現場でよく聞かれます。その場合，「当たり前に行っている日常的な良い行動は何ですか？」「以前より改善したと感じる点を思い返してもらえますか？」と質問を投げかけると，「そういえば，患者さんへの気遣い，関わり方についてはとても好感がもてて，患者さんからもよく褒められています」といった評価が出てきます。

どうしても「うっかりミスが多い」「何度教えても覚えない」などの課題「チャレンジポイント」が先立ってしまいがちです。ダメなところをピックアップして改善を図ることは現場でとても大事なことですが，良いところの抽出に力を入れて，承認欲求をしっかりと満たしながら良いコミュニケーションをとろうという考え方です。こうした手法は対患者であっても同様に役立ちます。

(2) 4つの気質別患者の傾向と対策

「主導気質」「行動気質」「慎重気質」「安定気質」の患者さんそれぞれについて，シンプル三段階評価法を用いて，良い対応方法を考えていきましょう（**◎グッドポイント**：良い行動特性，**△チャレンジポイント**：行き過ぎたときのマイナス行動，**☆リクエストポイント**：関わるなかでの注意点）。

●主導気質の雰囲気

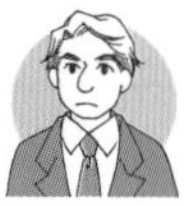

❖話のスピード：　速め
❖声の大きさ：　大きめ
❖表情：　硬い
❖雰囲気：　堂々としている
❖人付き合いの傾向：　必要に応じて・群れない
❖行動特性：　結論から知りたがる。テンポを速く，要点を述べる。急な変化に強い。

対策　「取りまとめを任せる」「責任のある役割に強い」「もたもたしない」

①　主導気質の患者傾向と対策

主導気質について，シンプル3段階評価法で特徴をわかりやすく示します。

◎：効率化を常に求める。決断が速く頭の回転が速い。少数意見に耳を傾ける。堂々としている。頼りがいがある。

△：せっかち。結論を急ぎすぎる。特別扱いを要求

する。長い話を聞くのが苦手。自尊心が高い。高圧的。上から目線。
☆：簡潔に伝え，イライラさせることがないように配慮する。短い時間・言葉で伝える。うまくいきにくいことは予め前もって伝える。待たせない。先読みをして行動・心証を害さない。

主導気質の方には，指導ではなく，アドバイザーとして寄り添う姿勢で相手を尊重して伝える姿勢をとるのがよいでしょう。

実践例　主導気質の患者さんへの検査前の説明（簡潔明瞭・依頼形で伝える）

「（説明の用紙を渡しながら）Aさん，お待たせいたしました。検査前の注意事項につきまして重要な点を3点お伝えします。1．○○，2．○○，3．○○，以上となります。ご不明な点はございませんでしょうか？　もし何かお気づきの点がございましたら，ご連絡くださいませ」

Adviser Comment

先に結論を伝え，伝えるポイントがいくつかというゴールの目安も先に伝えます。知りたいことを質問できる気質であるため，順序立てて話をするより聞きたいことを聞いてそれについて答えるほうが喜ばれる傾向にあります。少しでも自分の時間を奪われたくないという気持ちを尊重し，簡潔明瞭に伝えましょう。また，語尾に「～ねー」という言葉は好まないため，避けたほうが無難です。幼稚扱いされたもしくは馬鹿にされたなどと捉えられかねません。注意が必要です。言い切り言葉（～してください！）も控えましょう。「PREP法」という結論を先に伝える手法を伝える際に活用すると効果的です。

② 行動気質の患者傾向と対策

●行動気質の雰囲気

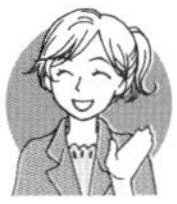

❖話のスピード：	速め
❖声の大きさ：	大きめ
❖表情：	人懐こい笑顔。積極的で明るい印象。
❖雰囲気：	人と関わるのが大好き。
❖人付き合いの傾向：	意見が言え，質問もできる。
❖行動特性：	考えるより行動。早とちり。褒められると活力。確認不足ぎみ。急な依頼事も気持ちよく引き受ける。

対策「上から押さえつけない」「新しい発想を求める」

行動気質について，シンプル3段階評価法で特徴をわかりやすく示します。
◎：楽しいこと・新しいことが好き。「チャレンジ」「自由」「進化」「速さ」「効率」。フレンドリーで誰とでも気軽に関わる。ムードメーカー的存在。明るく元気。急なことにも臨機応変に対応できる。
△：せっかちで答えを待てない。飽きっぽい。熱しやすく冷めやすい。
☆：人と関わることが大好き。明るく楽しく関わ

実践例　行動気質の患者さんへの検査前の説明（笑顔でアイコンタクト・テンポよく明るく伝える）

「（説明の用紙を渡しながら）Bさん，お待たせいたしました（アイコンタクトで笑顔で働きかける）。検査前の説明をさせていただきますが，よろしいでしょうか？　重要な点を先にお伝えいたします。1．○○，2．○○，3．○○，となりますが，何かご質問などございませんでしょうか？　それでは当日お気をつけて起こしくださいませ」

知りたいこと，興味あることなど，積極的に聞き入れるアプローチを必ず入れましょう。

Adviser Comment

フレンドリーに笑顔で働きかけ，先に結論を伝えましょう。知りたいことを質問できる気質であるため，順序立てて話をするより聞きたいことを聞いてそれについて答えるほうが喜ばれる傾向にあります。また，話が脱線することも多いため，「○○さんのおっしゃりたいことは○○○でしょうか？」などと，少し要点をまとめ，話が広がりすぎないように調整することも必要です。

型にはまった抑揚のない説明だと「事務的で冷たい」と感じさせてしまうことがあるため，表情を豊かに，声のトーンを高めに（ドレミの「ソ」の音をイメージする）明るく接していくことが重要です。検査は不安，苦痛というよりは，検査をすることによっていろいろなことがわかるので，それを楽しみにしていただけるようなアプローチがよいでしょう。

り，「サプライズ」を楽しむ傾向がある。新しいこと，楽しいことでモチベーションが上がる。

行動気質の方は，褒められて単純に喜ぶ傾向にあるため，何か変化に気づいたりうまくいったことを言葉に出して伝える（褒める）のがよいでしょう。

③　慎重気質の患者傾向と対策

●慎重気質の雰囲気

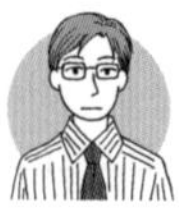

- ❖話のスピード：　遅め
- ❖声の大きさ：　小さめ
- ❖表情：　あまり出ない。無表情。
- ❖雰囲気：　緊張ぎみ。硬い。誠実。
- ❖人付き合いの傾向：　人前に出るのが苦手。
- ❖行動特性：　一人でいることが苦にならない。ほとんど主張しない。急な変化は避けたい。社会規範を守る。ミスが少ない。

対策「抽象的な表現は避ける」「予め伝える」「自由度を設けすぎない」「根拠を求める」

慎重気質について，シンプル3段階評価法で特徴をわかりやすく示します。

◎：時間・約束事をしっかり守る。確実に引き受けこなす。同じことを繰り返し行うことができる。誠実。思慮深い。研究・探求心旺盛。

△：一人でいることが落ち着くため，人との関わりが苦手。急な変化を好まない。緊張のあまりに無表情になりがち。納得しないと行動しない。喜怒哀楽が出にくく感情が伝わりにくい。

☆：人と関わるより自分で黙々とこなすことを好む一方，関わりをもってほしいとの思いももち合わせることもある。

慎重気質の方は，人との関わりの「感じがよい」「悪い」をあまり気にしない傾向があるため感情が表情に出ず，何を考えているかがわかりづらいことがあります。しかし，反応がないからといって関わりを薄くすると，「本当は関わってほしかった」とあとから気持ちを表出することがあるため，わかろうとするアンテナを張る必要があります。また，抽象的な説明は避け，理由をしっかり伝えることで納得していただけます。説明や理由・根拠について省略せず，可能な限り伝えましょう。

実践例　慎重気質の場合の検査前の説明（正しく間違えないように詳しく伝える）

「（説明の用紙を渡しながら）Dさん，お待たせいたしました。検査前の説明をさせていただきますが，よろしいでしょうか？　この検査は，担当医からも説明があったかと思いますが，○○のために行うものでございます。正確な数値が出ますよう，これからお伝えする事項については，事前にご協力をよろしくお願いいたします。次回の検査の件でございますが，当日は2階の検査科に10時にお越しいただき，受付をしていただきます。受付が済みましたら2番窓口に進んでいただき，採血をお願いいたします。……（順序立てて流れの説明をします）。当日お持ちいただくものは，○○，○○，また事前にご準備いただくことは，……（順序立ててもれのないように説明をします）」「何かご質問等ございませんでしょうか？」

説明の途中，不安そうな面持ちであった際には，「何かご心配事がございますか？」「先ほどの○○の点，繰り返しになりますが重要ですので念のため再度お伝えいたします」と伝えます。

Adviser Comment

唐突感がないよう名前を呼び，順序立ててお伝えします。図，データなど根拠に基づいた説明や，なぜこの検査をしなければならないのか，また，なぜこの事前準備が必要か理由付けまでを可能な限りしっかりと伝えることで理解がスムースに進みます。急な変化を好まないため，あらかじめ予測できる状況（時間の前後のこと，急に過去に何かが起きたエピソード）を伝えることが重要です。情報が少ないことで不安が増すことが予想されるため，必要な情報をすべてお伝えします。

また，質問をしにくく我慢しがちな気質のため，質問が出そうな点についてこちらから先に伝えたり，表情が思わしくない部分については，繰り返し伝えることで安心していただけます。表情に表出しにくいため，たとえ反応がなくてもひるまずに伝えましょう。不満そうな表情に見えても真剣に耳を傾けてくださっていると思い，伝えることが重要です。「だいたい」「まあまあ」などというあいまいな言葉はなるべく避けて説明をしたほうがよいでしょう。

④ 安定気質の患者傾向と対策

●安定気質の雰囲気

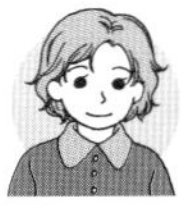

❖話のスピード： 遅め
❖声の大きさ： やや小さめ
❖表情： 優しい微笑み
❖雰囲気： 控えめで穏やか。癒し系。
❖人付き合いの傾向： 人のために役に立ちたい。
❖行動特性： あまり主張しない。がまんする。プロセス重視。抱え込む。ねぎらいの言葉を欲する。

対策「急な頼み事は避ける」「予め伝える」「傾聴する」

安定気質について，シンプル３段階評価法で特徴をわかりやすく示します。

◎：みんなと仲良く・波風立てずいい関係を築きたい。役立ちたい。プロセスを大事にする。自分の気持ちを前面に出さず相手を優先する。援助的。おだやか。にこやか。優しい。

△：一人で決められない。寂しがり屋。我慢する。繊細。放っておかれると不安になりやすい。本音を出さず，わかりにくさを与える。

☆：なかなか決断に時間がかかるため，選択しやすいようにある程度決めやすいようにする（押しつけにならないよう注意する）。我慢しがちなため，こまめに声をかけ言いやすい環境をつくる。

安定気質の方は，承認欲求が強く認められないと不安になるため，途中経過の説明をしっかり行いましょう。また，出せる情報はこまめに伝え，大丈夫」という言葉をうのみにせず，何度も確認をして真意を引き出すとよいでしょう。

実践例 **安定気質の患者さんへの検査前の説明（笑顔で優しく穏やかに伝える）**

「（説明の用紙を渡しながら）Cさん，お待たせいたしました。（笑顔で）検査前の説明をさせていただきますが，よろしいでしょうか？」「次回の検査の件でございますが，当日は○○に○時にお越しいただき，受付をしていただきます。受付が済みましたら○番窓口に進んでいただき，採血をお願いいたします。……（順序立てて流れの説明をしていきます）。当日お持ちいただくものは，○○，○○，また事前にご準備いただくことは……（順序立ててもれのないように説明をします）」「何かご質問等ございませんでしょうか？」

説明の途中，不安そうな面持ちであった際には，「何かご心配事がございますか？」「先ほどの○○の点，繰り返しになりますが重要ですので念のため再度お伝えいたします」と伝えます。

★表情で察して伝える。

Adviser Comment

唐突感がないよう名前を呼び，やさしく声をかけて伝えます。情報が少ないことで不安が増すことが予想されるため，必要な情報をすべてお伝えします。また，質問をしにくく我慢しがちな気質のため，質問が出そうな点についてこちらから先に伝えたり，表情が思わしくない部分については，繰り返し伝えることで安心していただけるはずです。

途中途中で「ここまでの説明で何かご不明な点等ございませんか？」「大丈夫でしょうか？」とこまめに聞き，表情を見ながら話を進めるとよいでしょう。穏やかかつにこやかに伝えることで，質問しやすくなると思いますので，伝える声のトーン・語尾語調・表情に注意し，穏やかに伝えることが重要です。

★速いスピードで強い語調で伝えないこと。

参考　社会人・医療人としてのマナーチェックリスト（基本行動）

*職位レベル：J＝ジュニアクラス（入職からまだ日の浅いスタッフ）　S＝シニアクラス（中間管理職層）　M＝マネジャークラス（管理職層）

項目	職位レベル*	評価要素	チェック欄（○△×）
①規律	J	組織や部門の方針に従い，基本行動（備品を大切にする・公私混同をしないなど）を軽んじたり怠ることはなかったか	
	S	上司の指示，指導には必ず従い，タイミングのよい報告・連絡・相談ができたか	
	M	規律が守れない職員に対して見て見ぬふりをせず指摘し，改善を促すことができたか	
②責任	J	自分の業務を把握し，途中で投げ出すことなくやり遂げたか（わからないままにしていないか）	
	S	体調管理に留意し，急に休んだり遅刻・早退することなく業務を行えたか	
	M	自分自身の業務だけではなく，周りを見渡し部門内で起こったことに関して問題解決が図れたか	
③積極性	J	自ら進んで相手が返したくなるような挨拶（笑顔・アイコンタクト・爽やかさ）をすることができたか	
	S	自分の業務範囲だけではなく，組織としての取組み，勉強会など自主的に参加できたか	
	M	自己の業務範囲だけではなく，広い範囲で他部署など困り事がないか気を配り働きかけることができたか	
④協調性	J	職場は自己主張（不平・不満・愚痴・悪口の発表）の場ではないことを理解し行動することができたか	
	S	意見の違う職員の意見もまずは否定せず聴く姿勢（傾聴）をもつことができたか・新たな提案ができたか	
	M	職場環境が良好になるよう自らムードメーカー的な役割を担うことができたか・発展的な発想ができたか	
⑤接遇応対	J	常に患者さんに対して自ら進んで働きかけ，状況を察し対応ができたか（挨拶・笑顔，共感）	
	S	患者さんだけでなく，来院されるすべての方に対して配慮ができる対応であったか・態度にムラはなかったか	
	M	来院されるすべての方だけではなく，院内の職員すべてに対して変わることなく良い応対ができたか	
⑥時間管理	J	業務開始時間にはぎりぎりではなく余裕をもって出勤できたか	
	S	提出物の期日は常に守れたか	
	M	業務終了時間を理由もなく大幅に超え，だらだらと業務にあたることはなかったか・部下の状況を把握し相談に乗ることができたか	
⑦守秘義務	J	業務で知り得た患者さんの個人情報について，外部の人間に漏らすことはなかったか	
	S	業務で知り得た患者さん及び職員についての個人情報について，気軽に外部に話すことはなかったか	
	M	業務で知り得た患者さん及び職員の個人情報について近い知人に聞かれても気軽に漏らすことはなかったか	
⑧取組姿勢	J	自分の与えられた業務をやらされ感なく，時間内に迅速かつ的確にこなすことができたか	
	S	自分の与えられた業務をやらされ感なく時間内に効率的にかつ迅速かつ的確，丁寧にこなすことができたか	
	M	責務を全うすると共に，部門内外の業務ついても問題に気づき改善を促すことができたか	
⑨送迎姿勢	J	当院を選んでいただきありがたいという感謝の気持ちを具体的に表現することができたか（アイコンタクト・笑顔・医療人として身だしなみ）	
	S	不快感を与える身だしなみをせず当院で働けることに感謝し，来院されるすべての方に気持ちの良い対応が常にできたか	
	M	感謝の気持ちややりがいをもって働くことができ，その状態が周りの人にプラスの波及効果をもたらしているか	
⑩トラブル対応	J	自分が判断に迷うことに関して，勝手な判断で結論を出し報告をしないままにしてはいないか	
	S	自分勝手な判断をせず行動すると共に，後輩からの相談で判断しにくいことを独断で実行することはなかったか	
	M	組織として的確な判断を下し実行し，部下が困っている状況を察して手を差し伸べることができたか	

【本チェックリストの活用例】

○（できた）2点，△（まあまあできた）1点，×（できなかった）0点などと評価点数を設定する。
職員一人ひとりの職位レベル（JSM）に応じ，10項目（①〜⑩）の評価要素について達成度をチェックし，個々の点数，またはトータルの点数で評価する。定期的にチェックすることで，達成度を高めていく。

第2章

ケーススタディ

1　一般マナー編

ケース1　トラブルを回避するための言葉遣い

受付にて，医事課の田中くん

今日は，Iさんの退院日です。無事退院できるIさんは終始笑顔でいっぱい。入院中によき話相手であった田中くんのもとにも挨拶に来たのですが，そこでちょっとしたトラブルになりました。

I「いろいろお世話になりました」
田中「いえ，こちらこそ。ご苦労様でした」
I「…？　今，何と？」
田中「ご苦労様と申し上げたのですが」
I「……」
田中「何か気に障ったでしょうか」
I「もう少し言葉遣いに気を付けて」

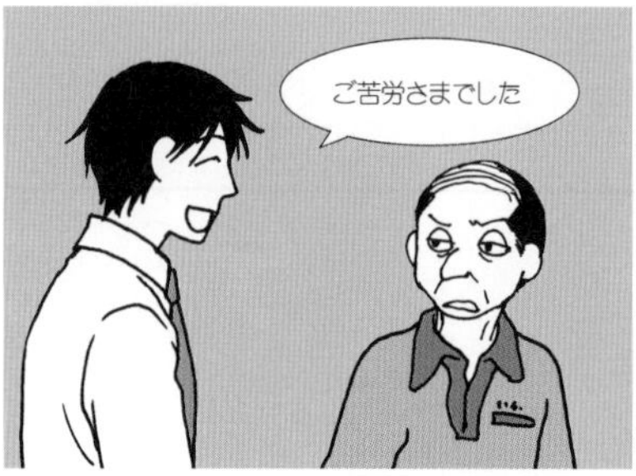

解説

敬語を含めた言葉遣いがクレームに直結することも最近ではめずらしくなくなりました。言葉の選び方に留意する必要があります。敬語は相手との関係や心理的な距離を表現するものなので，患者さんと親しくなってもあまり崩してはいけません。場合によっては失礼な態度ととられかねません。

田中くんが使った「ご苦労様」は，上の者が下の者をねぎらう意味をもつ言葉であるため，Iさんは不愉快だったわけです。

（1）敬語

敬語の種類には，①丁寧語，②尊敬語，③謙譲語――の3つがあります。

①**丁寧語**：会話を丁寧にする表現で，「～です」「～ます」「～ございます」を付けます。

②**尊敬語**：相手側の動作等に付けて相手を敬う表現で，主に「～れる（られる）」「お～になる」「ご～なさる」を付けます。「Iさんが退院される」など。

③**謙譲語**：自分側の動作等に付けて相手を敬う（自分側がへりくだる）表現で，「～させていただく」「お～する」「お（ご）～いたす」を付けます。「お呼びいたします」「郵送させていただきます」など。

（2）呼称

呼称についても注意が必要です。まず，患者さんに対しては，「○○様」「○○さん」と名字を呼ぶのが一般的です。職員同士の呼び方は以下が一般的です。

①**上司に対して**：役職名，名前＋役職名が原則。
例）事務長／田中師長

②**先輩，同僚等に対して**：さん付けが原則。

③**院外の人に職員のことを話すとき**：敬称はつけないのが原則（先生△，院長先生×）。
例）院長／田中医師／主治医

Point Advice

“言葉遣いは心遣い”と言うように，相手を尊重する気持ちがあっても誤解を与えるような言葉遣いは信頼関係を損ねる原因になりかねません。「ご苦労様」は，労いの言葉として上下関係問わず使われることがありますが，上から目線と取られかねない言葉だと知っておけばこのようなトラブルは防げます。類例として，「書きますからねー」と語尾に「ね」をつけさらに伸ばす使い方は，“親しみがあってよい”と思う人がいる反面，“幼児扱い”“馬鹿にされた”“馴れ馴れしい”と反感をもつ人もいます。特に，経験年数の浅い職員は目上の方に対して使うのは控えましょう。

注 文 書

2023.3

※この面を弊社宛にFAXして下さい。あるいはこのハガキをそのままご投函下さい。

医学通信社・直通 FAX → 03-3512-0250

お客様コード	(わかる場合のみで結構です)		
ご住所 〔ご自宅又は医療機関・会社等の住所〕	〒	電話番号	
お名前 〔ご本人又は医療機関等の名称・部署名〕	(フリガナ)	ご担当者	(法人・団体でご注文の場合)

〔送料〕1～9冊：100円×冊数，10冊以上何冊でも1,000円(消費税別)

書籍	ご注文部数		
診療点数早見表 2023年4月増補版〔2023年4月刊〕		手術術式の完全解説 2022-23年版〔2022年6月刊〕	
DPC点数早見表 2023年4月増補版〔2023年4月刊〕		臨床手技の完全解説 2022-23年版〔2022年6月刊〕	
薬価・効能早見表 2023〔2023年3月刊〕		医学管理の完全解説 2022-23年版〔2022年6月刊〕	
受験対策と予想問題集 2023年前期版〔2023年4月刊〕		在宅医療の完全解説 2022-23年版〔2022年8月刊〕	
診療報酬・完全攻略マニュアル 2023年4月補訂版〔2023年4月刊〕		請求もれ&査定減ゼロ対策 2022-23年版〔2022年10月刊〕	
窓口事務【必携】ハンドブック 2023年版〔2023年4月刊〕		プロのレセプトチェック技術 2022-23年版〔2022年8月刊〕	
医療事務【実践対応】ハンドブック 2023年版〔2023年4月刊〕		在宅診療報酬Q＆A 2022-23年版〔2022年8月刊〕	
最新・医療事務入門 2023年版〔2023年4月刊〕		労災・自賠責請求マニュアル 2022-23年版〔2022年8月刊〕	
公費負担医療の実際知識 2023年版〔2023年4月刊〕		医師事務作業補助・実践入門BOOK 2022-23年版〔2022年8月刊〕	
医療関連法の完全知識 2023年版〔2023年4月刊〕		"保険診療＆請求"ガイドライン 2022-23年版〔2022年7月刊〕	
最新 検査・画像診断事典 2023年4月増補版〔2023年4月刊〕		入門・診療報酬の請求 2022-23年版〔2022年7月刊〕	
レセプト総点検マニュアル 2023年版〔2023年4月刊〕		レセプト請求の全技術 2022-23年版〔2022年6月刊	
医療事務100問100答 2023年版〔2023年4月刊〕		特定保険医療材料ガイドブック 2022年度版〔2022年7月刊〕	
診療報酬・完全マスタードリル 2023年版〔2023年4月刊〕		介護報酬早見表 2021年4月版〔2021年5月刊〕	
医療事務【BASIC】問題集 2023〔2023年4月刊〕		【電子カルテ版】診療記録監査の手引き〔2020年10月刊〕	
デジタル"医業"プロフェッショナル〔2023年4月刊〕		"リアル"なクリニック経営―300の鉄則〔2020年1月刊〕	
患者接遇パーフェクト・レッスン 2023年版〔2023年3月刊〕		医業経営を"最適化"させる38メソッド 2021年新版〔2021年4月刊〕	
診療報酬Q＆A 2023年版〔2022年12月刊〕		リーダー心得＆チームマネジメント術〔2021年9月刊〕	
		(その他ご注文書籍)	

電子辞書BOX『GiGi-Brain』申込み ※折返し，契約・ダウンロードのご案内をお送りいたします

□『GiGi-Brain』を申し込む　(□欄に ✓ を入れてください)

メールアドレス(必須)

『月刊／保険診療』申込み(番号・文字を○で囲んで下さい) ※割引特典は支払い手続き時に選択できます

① 定期購読を申し込む〔　　〕年〔　　〕月号から　〔 1年 or 半年 〕

② 単品注文する(　年　月号　冊)　③『月刊／保険診療』見本誌を希望する(無料)

料金受取人払郵便

神田局
承認

5022

差出有効期間
2024年 3月
3日まで

101-8795

308

(受取人)
東京都千代田区神田神保町2-6
(十歩ビル)

医 学 通 信 社 行

TEL. 03-3512-0251　FAX. 03-3512-0250

【ご注文方法】

①裏面に注文冊数，氏名等をご記入の上，弊社宛にFAXして下さい。
このハガキをそのまま投函もできます。
②電話(03-3512-0251)，HPでのご注文も承っております。
→振込用紙同封で書籍をお送りします。(書籍代と，別途送料がかかります。)
③または全国の書店にて，ご注文下さい。

(今後お知らせいただいたご住所宛に，弊社書籍の新刊・改訂のご案内をお送りいたします。)

※今後，発行してほしい書籍・CD-ROMのご要望，あるいは既存書籍へのご意見がありましたら，ご自由にお書きください。

ケース2 冷たさを感じさせない言い方

受付にて，医事課の中川さん

平日の午後1時30分，十二指腸潰瘍で入院中の弟の見舞いに訪れたMさん。受付担当の中川さんが対応に当たりました。

Mさん「301号室に入院中の弟の見舞いにうかがったのですが」
中川「当院の面会時間は午後2時から8時と決まっています。2時にならないと面会はできませんよ」
Mさん「そうですか…」
中川「よろしくお願いします」

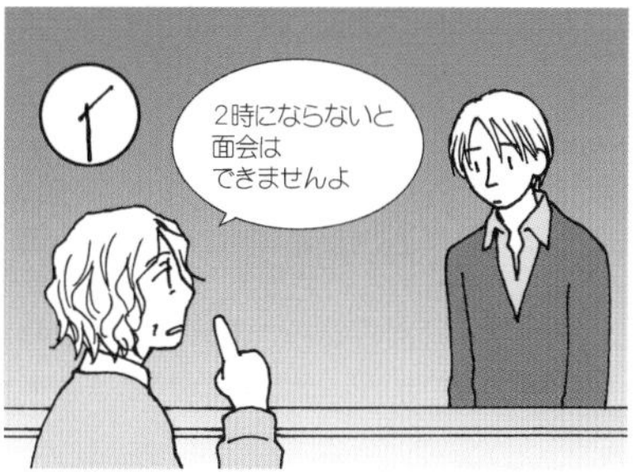

解説

同じ内容であっても，ほんの少し言葉を工夫するだけで，与える印象は異なるものです。心配りを示す言葉遣いとして，(1) クッション言葉の使用，(2) マイナス表現をプラス表現へ変更――の２点を覚えておきましょう。

(1) クッション言葉の使用

クッション言葉とは，相手に対する気配りをうまく表現するための言葉です。①**依頼するとき**，②**了承を得るとき**，③**尋ねるとき**，④**迷惑をかけるとき**――など，言いにくい言葉の前に置くことで，会話の雰囲気を柔らかくしたり，相手の不快感を抑える役目を果たすものです。

①**依頼するとき**：「恐れ入りますが，この面会簿へのご記入をお願いいたします」
②**了承を得るとき**：「よろしければ，こちらからご連絡させていただきます」
③**尋ねるとき**：「お差し支えなければ，病状を教えてくださいますか」
④**迷惑をかけるとき**：「申し訳ございませんが，もう一度ご来院いただけますか」

本事例の場合，「お忙しいところ申し訳ございませんが，午後２時にもう一度お越しいただけますか」と表現すればよいでしょう。

(2) マイナス表現をプラス表現へ変更

否定的な言い方もプラス表現に変えると印象が変わります。さらに，代替案（提案）や了承を得る言葉を添えると効果的です。

「院内での喫煙はやめてください」×
→「院内での喫煙はご遠慮いただくようお願いしております」○
「何時に戻るかはわかりません」×
→「申し訳ございません。確認いたしますのでお待ちいただけますでしょうか」◎
→「申し訳ございません。今はわかりかねますので，お調べして後ほどお知らせいたします」△
※「わかりかねます」は省略したほうが伝わりやすい。くどい印象を与えることもある。

●**参考**

[心配りを示す言葉（例）]
・ご気分はいかがですか。
・ご遠慮なくおっしゃってください。
・ご安心ください。
・いつでも（お気軽に）お声掛けください。
・何かお困りの点はございませんか。

[禁句（例）]
・遅いですよ。
・できません（無理です）。
・聞いていません。
・規則ですからダメです。
・禁止なんです。

Point Advice

患者さんが安心して療養できる環境を整えるために面会時間が定められていますが，来院者によっては時間内の来院がむずかしい場合もあります。どこまで対応するかは予め院内で決めておき，静かにしていただければ可能，もしくは条件付きで個別にOKを出すなどの工夫も必要です。

ただし，人により対応が異なると，クレームにつながります。方針を周知徹底し，許可した場合でも，他の患者さんの目に触れないような個室での面談としたり，静かにしてもらえるようお願いするといった対応が求められます。

ケース3　相手の立場に立った対応

受付にて，医事課の中川さん

受付担当の中川さんは，竹を割ったような性格の持ち主で，院内でも有名です。そんな中川さんのところに，引っ込み思案のHさんが現れました。Hさんは，質問があるのですが，なかなか声を掛けられません。しばらくしてようやく声を掛けることができたのですが，うまく話ができませんでした。

H「すいません，ちょっといいですか」
中川「（Hさんの目を見ず）はい，なんでしょう」
H「えーと……」
中川「早くしてもらえますか」
H「……」

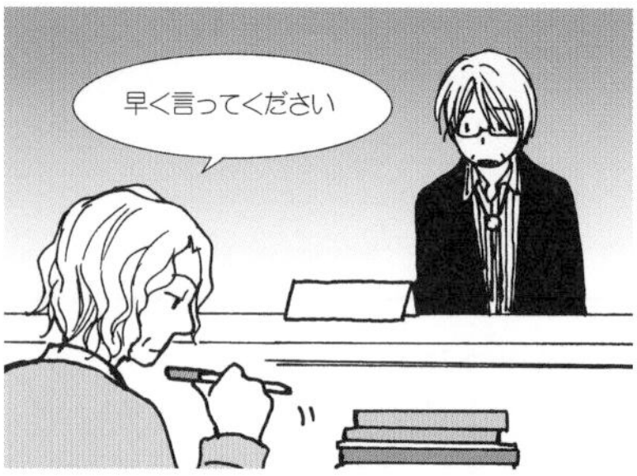

解説

言葉遣い以外でも，患者さんとうまく接するためのポイントはたくさんあります。

(1) 好印象を与えること

人の印象は，①**笑顔**，②**言葉遣い**，③**身だしなみ**，④**振る舞い**――などの要素で形成されます。

①**笑顔**：患者さんの不安を取り除いたり軽減するために，明るさや安心感を与えるような笑顔が必要になります。具合の悪そうな方には，控えめなほほ笑みと共感の表情で対応します（笑いすぎると不快感を与えます）。

②**言葉遣い**：丁寧な言葉でも，高圧的・侮辱的な態度や口調では不快感を与えてしまいます。

③**身だしなみ**：清潔さは欠かせません。女性では髪型・化粧・服装・つめ・靴，男性では髪の毛・ひげ・襟の汚れ・ズボンの折り目――などに気をつけなければなりません。各医療機関で，統一基準を作ることも必要でしょう。

④**振る舞い**：例えば，子どもとは少し屈んで同じ目線で話をしたり，高齢者には話が聞き取りにくくても親身になって耳を傾けるといったことです。話しかけやすい雰囲気づくりも大切です。

(2) 自然体を心掛ける

まず，自分から先に自然に声を掛けるようにしましょう。そうすることで，相手も自然体になります。例えば，冷たい態度，見下ろすような態度，イライラした態度，落ち着きのない態度では，患者さんに安らぎは与えられません。

本事例で中川さんは，相手の目を見ることもなく，「はい」と返事しただけで，積極的に自分から声を掛けていません。

(3) コミュニケーション能力

患者さんと意思疎通がとれているかは重要なことです。①一方的に話そうとせず，患者さんの話を聞こうとする姿勢をもつ，②何を聞こうとしているのかきちんと理解する，③わかりやすく説明する――ことが必要です。

●参考

［人と接する際の視線（注意点）］

・相手の目を見て話す
・聴く（タイミングのよいアイコンタクト。凝視しない）
・ちらちら見ない
・上目づかいをしない
・にらまない
・のぞきこまない
・見下ろさない

Point Advice

人には様々な性格の人がいることを認識しましょう。何でもその場で言える気質の人は，質問攻めにしがちで，患者さんをまくしたてられた気持ちにさせてしまい，あとでトラブルに発展することがあります。

医療現場では患者さんに“安心感”を与える必要があります。“この人なら大丈夫”“この医療機関だと信頼できる”と思ってもらわないと適切な看護・治療ができません。適切な身だしなみは患者に安心感を与えます。

ケース4 応接室でのご案内

応接室にて，SWの佐藤くん

新人ソーシャルワーカーの佐藤くん。この日は，先輩とともに，来月退院し，リハビリテーション病院に転院するKさんとそのご家族との面談に臨みます。

約束の午前10時，Kさんの母親が来院し，佐藤くんは応接室に案内しました。応接室には長いすの3人掛けソファ1脚と1人用ソファ2脚がありましたが，3人掛けソファには佐藤くんの荷物が置いてあったため，Kさんの母親は1人用ソファに座りました。

数分後，先輩がKさんを連れて入室しました。Kさんの母親が下座に座っているのをみて，先輩は困ってしまいました。

先輩「申し訳ありませんが，こちらのソファにお座りください」
母「いえ，私はここで結構ですから」
佐藤「そうですよ，このソファのほうがゆっくり座れますし」
先輩「Kさんと並んでいただいたほうが話がしやすいですから」
母「わかりました」
先輩「(佐藤くんに向かって小声で) きちんと案内をしなくちゃいけないよ」
佐藤「ここの席ではダメでしたか？」

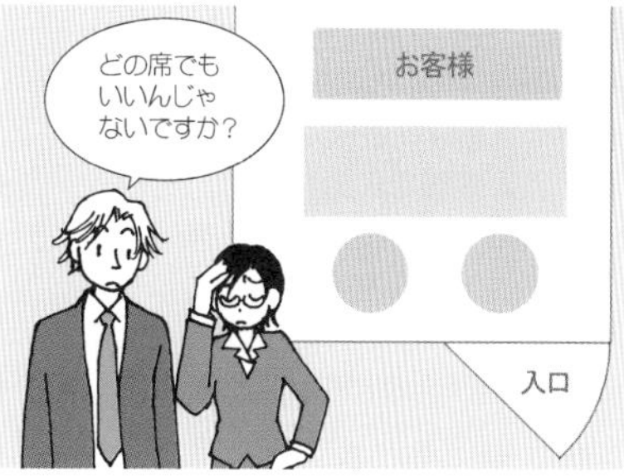
どの席でも
いいんじゃ
ないですか？
お客様
入口

解説

佐藤くんの対応のなかにはいくつか問題があります。

(1) 席次の基本マナーを知らない ×

席次のマナーは，お客様が快適になることを重視して決められており，①出入口から遠い所が「上座」，近いところが「下座」である，②新入職員は「下座」に座る，③まずは上司や先輩，お客様に上座を勧める——という3原則があります。

しかし，佐藤くんは，上座・下座を知らないため，上座に自分の荷物を置いてしまい，結果，お客様は下座に座らざるを得なくなってしまいました。

なお，応接室での席次としては，①出入口から最も遠い席が上座（入口から近い席が下座），②長いすのソファは上座（1人用のソファが下座），③事務机がある場合，そこに近い席が下座——などのルールがあります。

(2) 席の案内をしていない ×

佐藤くんは，お客様であるご家族に席の案内をしていません。本来，上座を手で差し示して勧めなければなりません。

(3) 相手の都合を聞かない ×

席次は基本的に決まっていますが，状況によっては相手の都合を聞き，臨機応変に対応することも必要です。例えば，光線や冷房（暖房）の当たり具合，いすの高さなども考えて，お客様に居心地のよい席を勧めます。

Point Advice

お客様がすでに下座に座っている場合は，わざわざ座り直すことを強く勧めることはありません。ただ，一言「こちらの長いすの方がゆったりお掛けいただけるのではないでしょうか？」などと，居心地の良さなどを軽く伝えて促します。その結果，「そうさせてもらおうかしら」という反応であれば，移動してもらうと良いでしょう。

事例では，促した結果，ご案内の長いすに掛けていただきましたが，無理に勧めたり，座り直しを促すほうが失礼になることもあります。移動の負担がないよう，荷物を持ち，お茶もこちらで移動させる等，なるべくご面倒をかけないように配慮します。

ケース5 お茶の出し方

会議室にて，受付担当の吉田さん

脳梗塞で入院中の患者さんが退院することになりました。退院後は，近隣のリハビリテーション病院に転院することになっています。この日は，今後のリハビリ計画を立てるため，リハビリテーション病院の職員・Jさんが来院しました。

受付担当の吉田さんはJさんを会議室に案内したあと，お茶を出すことになりました。会議室に入室すると，すでに打合せが行われていました。机の上にはたくさんの資料が置かれています。吉田さんは，お茶をどう置いたらよいか迷ってしまいました。

吉田「失礼します。（資料を机の隅に寄せながら）お茶でございます」
J「ありがとうございます。（しかし，Jさんはお茶をこぼしてしまい）あっ！　すみません」
吉田「大丈夫ですか。布巾をもってまいりますので，少々お待ちください」
J「申し訳ありません」

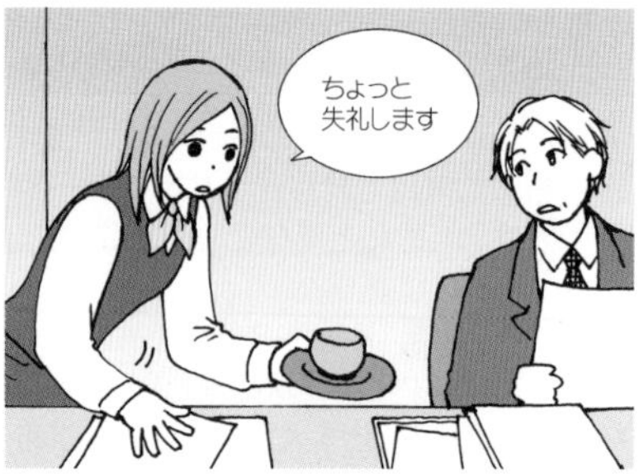

解説

医事課で受付担当をしている方は，お茶をいれる機会も多いのではないでしょうか。お茶は喉を潤し，その場の雰囲気を和らげます。また，カフェインによって脳を活性化させる効果もあります。

（1）お茶をいれる手順

おいしいお茶をいれるためには，以下のような手順で行うとよいでしょう。

①急須と茶碗にお湯を注ぎ，温めておく。
②急須を温めていたお湯を捨て，人数分の茶葉とお湯（80～90度）を入れる。
③お茶を蒸らす。
④茶碗を温めていたお湯を捨て，お茶を注ぐ（多人数の場合は茶碗に少しずつ順番に注ぎ，濃さが均等になるようにする）。

なお，お茶のいれ方については，お茶の種類（煎茶・緑茶・ほうじ茶等）などによっても異なることがあります。

（2）運び方と出し方のマナー

お茶の運び方と出し方のマナーは次のとおりです。

①お盆には，茶碗，茶托を別々に乗せる。布巾も用意しておく。
②運ぶときは，両手でしっかりと胸の高さにもつ（自分の息をかけないように，体から少しずらして持つとよい）。
③部屋に入るときは，ノックをして，「失礼します」と声を掛ける。
④お盆をサイドテーブルに置き，茶碗と茶托をセットにする。サイドテーブルがない場合は，下座側のテーブルの端を作業台にするか，お盆を片手で持ち，もう一方の手だけで出すことも可能。
⑤セットにする際，茶碗の底がぬれているようなら，布巾で拭く。
⑥一つひとつ両手で，上座の方から出していく。
⑦テーブルが資料でいっぱいのときは，声を掛ける。
⑧絵柄がある茶碗は，お客様に正面が向くように出す。

本事例でまず気付くのは，吉田さんの茶碗の置き方です。資料を机の隅に寄せながらお茶を置いてしまいました。このような場合，「お茶をお持ちしましたが，お出ししてもよろしいでしょうか？」，「どちらにお置きしましょうか？」などと声をかけるべきです。また，Jさんがお茶をこぼしてしまいましたが，布巾を持参していないため，対応が遅れた点も問題でしょう。

このようにお茶の出し方一つにしても，いろいろなケースを想定しておくとよいでしょう。

Point Advice

会議室の形によっては上座がわかりにくく，患者さんやご家族がどこに座ってよいか迷うことがあります。「どうぞこちらへおかけください」と手を添えご案内し，どこに座るのがよいか示して迷わないように配慮します。

また，お茶の出し方で気になるのは，お茶をいれる際または運ぶ際に，茶卓にお茶が少しこぼれてしまったのに，それを拭かずに出すことです。お茶を飲もうと茶碗を持ち上げたとき，茶卓が一緒に持ち上がってしまったり，お茶を飲む方の膝元やテーブル，書類にしずくが垂れて不快な思いをさせてしまいかねません。茶卓が乾いている状態かをきちんと確認し，相手に対して細部にわたり配慮しましょう。

COLUMN 2 ギャップをなくして安心感を与える

医療機関は，不安を抱えている患者さんやご家族の方々が来院される場所です。そこで一番大切なことは，“ここに身を任せて安心”と患者さんに感じてもらうことができるかです。そのために“ギャップをなくす”必要があります。

ギャップとは，部門によって接遇や身だしなみに差があるとか，その日の気分で対応に差があるとか，患者さんには優しいのに，部下にはきびしい口調で話す医師がいるといったことです。ギャップのない状態を組織全体で目指すことで，「安心感」を与えることができます。

COLUMN 3 “やらされ感”からの脱却

人は誰かに指示命令されたことに対しては“やらされ感”がはたらき，モチベーションが下がることがあります。自発的に行うことや，指示命令されたことであっても自分のなかでその意味を理解し納得したことであれば，人は俄然やる気になります。まず，「接遇はやらなきゃならない」「忙しいのに接遇なんてやってられない」という発想をなくしましょう。

“接遇”は，目に見えないものですが，確実に伝わっているものです。基本行動ができてこそ，医療の技術の高さに説得性が出てきます。実は，忙しいときこそ接遇への意識が必要になる場合が多いものです。忙しいときはつい感情的になってしまいやすいからです。意識を高めて行動をプラスに変える姿勢が求められます。

“ここの職員には安心して任せられる”と感じてもらい，気持ちよく来院していただける環境を整えることは，医療従事者としての使命です。医療現場は，ただ病を治す場であるだけでなく，気持ちの良い空間であることも求められているということを理解し行動することで，やりがいのある職場を作ることができます。

ケース6 エレベーターでの対応

エレベーター内にて，看護師の坂井さん，診療放射線技師の佐藤さん，医師の荒木さん

エレベーターに患者や看護師など数人の男女が乗り込みました。最後に乗り込んだ診療放射線技師の佐藤さんを見て，先に乗っていた看護師の坂井さんが声を掛けました。

坂井「うわ，お久しぶりです」
佐藤「こっちの病棟に来るのは久しぶりでね。内科にちょっと用事があるんだ」
坂井「ふうん，なんの用事ですか？」
佐藤「それはちょっとね」
坂井「そっか。ところで，今日のお昼久しぶりに一緒に行きません？」
佐藤「いいよ，行きましょうか」

2人はおしゃべりに夢中になり，同乗していた患者さんが自分で開ボタンを押して出て行ったことに気付きませんでした。奥のほうにいた荒木医師は，これから緊急カンファレンスを行う患者さんの資料を読んでいましたが，患者さんが降りていくときびしい口調で言いました。

荒木「私語は慎みなさい」
佐藤・坂井「……はい，すみません」

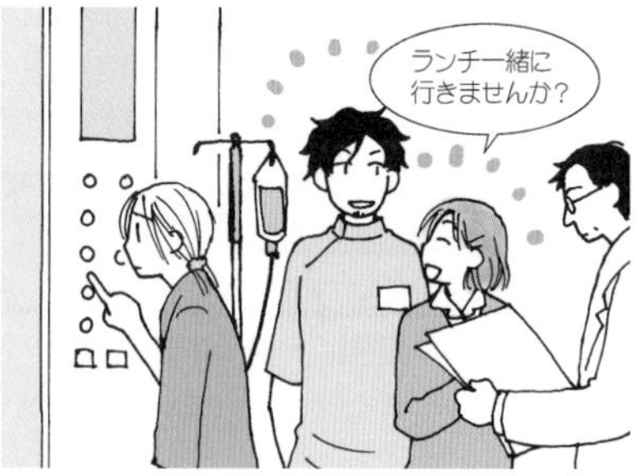

解説

(1) 医療者同士で私語をする　×

エレベーターには，医療者だけでなく患者さんやご家族，お客さんなど外部の人たちも乗ってきます。私語は慎まなければなりません。本人たちは小声のつもりでも，予想以上に聞こえるものです。エレベーターホール近くの廊下にも聞こえる可能性もあります。知り合いに会っても，必要以上に話をしないのがエレベーター内のマナーです。

(2) 医療者がエレベーターを操作する

事例では患者さんにエレベーターの操作をさせていますが，医療者はなるべく下座である操作盤の前に立ち，開閉の操作をするように努めましょう。エレベーターでは患者さんやご家族，お客さんの乗り降りを優先します。

(3) 患者さんのプライバシーを守る

患者さんのプライバシーに関する話をするのはもちろん厳禁ですが，患者さんの資料をオープンスペースであるエレベーター内で開くのも不適当です。情報漏えいにつながらないとも限りません。患者さんのプライバシーについては十分注意する必要があります。

●参考

[エレベーターのマナー]

- **到着を待つとき**：扉の脇に立つ（扉の正面で待つと，降りる人の邪魔になる）
- **乗り降りするとき**：①降りる人が優先，②乗る時は，患者さん，ご家族，目上の方が優先。「お先にどうぞ」と言いながらエレベーターホール側の▲▼ボタンを押さえ，先に乗ってもらう。
- **エレベーター内**：誰もいなければ操作盤の前に立つ。ほかに乗ってきた人がいる場合は，「何階ですか？」と声を掛ける。すでに患者さんなどが操作盤の前で操作をしている場合は，「失礼いたします。ありがとうございます。私が代わります」と，さりげなく交替します。その際，無理やりではなく，私がさせていただきますという柔らかい物腰で交替を申し出るのがスマートな対応になります。

Point Advice

医療機関は，生活の場（病棟など）の要素もあるため，どうしても患者さんや来客に対する応対の切り替えを忘れがちです。職員同士の内輪話は，患者さんの気分を害したり不安を増長させたりします。来客・業者に対しても“プロ意識の低さ”，組織力・人間力の低さを露呈することになります。また，会話の中身も問題です。「今日はずいぶん混んでるわね」「インフルエンザ？　やんなっちゃうね」一等の発言は，“来院して迷惑？”と感じさせます。制服を着て歩くときは誰に聞かれてもよい言葉遣い，会話をして，特に患者さんに不信感や不快感を与えないようにしましょう。

2 窓口・待合・会計編

ケース1 待ち時間の長さに苛立つ患者さんへの対応

受付にて，医事課の中川さん

連休明けの月曜日，風邪の症状を感じた50歳の主婦Cさんが初診で来院しました。この病院では以前から待ち時間の長さが問題になっていましたが，ここ数年は様々な対策の効果もあって待ち時間は短縮傾向にあります。最近では患者さんからのクレームもほとんどありません。しかし，初めて受診するCさんは，そんな事情を知る由もありません。待ち時間が40分を過ぎる頃，受付担当の中川さんのところにやってきました。

C「朝から病院に来て疲れているのに，もう1時間近くも待っているのよ。いつまで待たせる気なの？」
中川「今日は本当に混んでいますね。でも，1時間はおおげさじゃないですか(笑)。もうちょっとだと思いますよ」
C「私ももうちょっとと思いながら待っていて，こんな時間になっちゃったのよ」
中川「そうですか。でも，連休明けはいつもこのくらい混むんですよ。今度は連休明けを避けていらっしゃってください」
C「なによ，その言い方。来る日まで指定する気なの」
中川「申し訳ありません。そういうつもりで申し上げたわけではないんです」

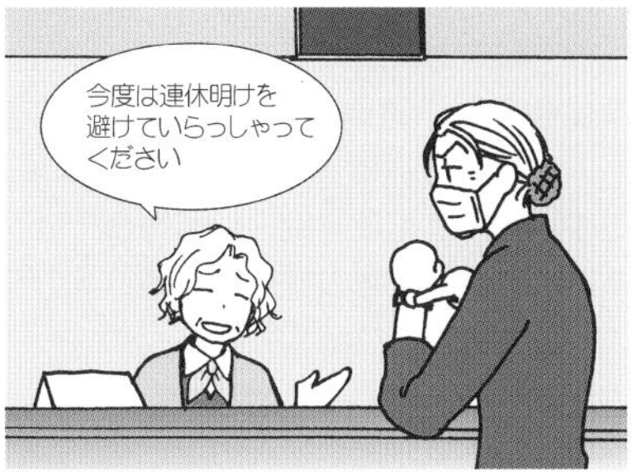
今度は連休明けを
避けていらっしゃって
ください

解説

クレームを言ってくる患者さんは，多くの場合，感情的になっています。そういうときの事務的な対応は，相手をさらに感情的にさせてしまいます。

クレーム対応のポイントとしては，(1) 受け入れる態度，(2) 誠意のこもった言葉遣い——の2点が考えられます。

(1) 受け入れる態度

怒っている患者さんに対しては，通常よりもさらに誠実な態度が求められます。その場合，①事実（置かれている状況），②感情（気持ち），③欲求（求めていること）——などについて，受け入れる（聴いてあげる）ことが必要です。まずはクレームの原因を把握したあと，相手に共感することが必要です。①感情的になってしまう，②相手の話を遮って反論する，③ほかの人へのたらい回し，④相手の責任にする，⑤自分を正当化する説明をしてしまう——などのタブーを犯してはいけません。

また，すばやい対応を心掛ければ，スムーズな解決に結び付きます。

(2) 誠意のこもった言葉遣い

クレームを言ってくる患者さんに対しては，誠意のこもった言葉遣いで対応することが大切です。注意すべき点としては，①謝りすぎない，②言い訳をしない，③自信がなさそうな言い方はしない——などです。この事例では，中川さんが「連休明けはいつもこのくらい混む」と言い訳をしたことと，「もうちょっとだと思う」と自信がなさそうな言い方をしたことが問題です。あらかじめ予想できること（この場合は連休明けは混むこと）は，事前（受付時）に伝えることでクレームの予防にもなります。

本事例については，以下のような対応が考えられます。丁寧かつ迅速な対応が求められます。

「お待たせして申し訳ございません。本日は，連休明けで特に混雑しております。何番でお待ちでしょうか。順番を調べてまいります」

●参考

[医療機関において多いクレーム（例）]
- 職員の態度・言葉遣いが悪い
- 医師の説明の仕方が悪い
- 治療内容がわからない
- 会計の計算が間違っている
- 料金が高い
- 同室の患者とうまくいかない
- 食事がおいしくない
- 話が通じない（たらい回し）
- 待たされる

Point Advice

まず，医療従事者と患者さんの間に待ち時間の感覚の違いがあるということを知っておくことです。医療機関にもよりますが，一般的に患者さんは，予約制であれば待っても10～20分，予約なしの場合でも1時間くらいと考えているようです。一方，医療従事者は予約制であれば1時間，予約なしなら2，3時間という意識です。そのギャップによる医療者の反応に患者さんが憤慨されるケースがよくあります。

「患者さんは，これくらい承知しているだろう」ということが，実はそうでもないのだということがわかれば，言葉掛けも工夫できるはずです。「連休明けは混む」という情報は，待たせてしまったあとに伝えると，「自己正当化」に聞こえてしまいますが，事前に言えば，親切な「事前情報」として受け入れてもらうことができます。伝えるタイミングが重要です。

COLUMN 4 “クッション言葉”の積極活用

言葉はなるべく長すぎず，簡潔なほうがいいのですが，“クッション言葉”を入れることによって，相手の気持ちが和む，説得性が増すなどの効果がもたらされます。“クッション言葉”とは，何かをお願いするとき，お断りする際などに使う言葉です。積極的に取り入れることにより人的トラブルの防止などにもつながっています。

医療機関でよく使われるのは，「お待たせ致しました。○番へどうぞお入りくださいませ」です。これがもし「○番へどうぞお入りください」との言い方であると，“ずいぶん待たせたのに，お待たせしましたの一言もない。失礼だ”と相手の心証を悪くする可能性があります。

そのほか，「恐れ入りますが，こちらにご移動いただいてもよろしいですか？」「お手数ですが，こちらにご記入いただけますか？」「失礼ですが，もう一度お名前を教えていただけますでしょうか？」「あいにく」「せっかくですが」「よろしければ」「申し訳ございません」――などを活用することを心掛けていくと，温かみのある組織風土を伝えることができることでしょう。なお，「～下さい」という言葉は，依頼ではなく“命令形”として受け取られてしまうことがあるため，使用する際には注意が必要です。これを防ぐ方法として，「こちらにおかけ下さい」ではなく「こちらにおかけいただいてもよろしいでしょうか（よろしいですか）」と相手に判断を委ねる言葉（疑問形）を投げ掛けるのがよいでしょう。

COLUMN 5 言葉は最後まできちんと伝える

言葉は文末まできちんと話すよう心掛けましょう。例えば，（部下が上司に対して）「○○さんが次回いつ来院か，もう一度確認したいとおっしゃっていますが…」，（電話応対時に相手の名前が聞き取れなかった際に）「失礼ですが…」，（患者さんから問合せを受けて）「私はまだ申し送りを受けておりませんので…」のように，「が」・「で」を文末にして言葉を切ってしまうのは，なるべく控えましょう。そのあとどうしたいのかが相手に伝わりにくいからです。

それぞれ，以下のよう対応するのが適切です。

「○○さんが次回いつ来院か，もう一度確認したいとおっしゃっていますがいかが致しましょうか？」

「失礼ですが，お名前を再度お伺いしてもよろしいでしょうか？」

「申し訳ありません（まだ申し送りを受けておりませんので，現時点では把握しておりません）。すぐに確認して参ります」

ケース2 電話での病状伺いへの対応

受付にて，医事課の吉田さん

医事課に所属する新入職員の吉田さん。たまたま電話に出ると，相手は入院患者Bさんの兄と名乗ってきた。吉田さんは，以下のようなやりとりを行った。

電話主「そちらにBが入院しているはずですが，現在の病状について教えてほしいんですよ」
吉田「Bさんのお兄様ですか。弟さんから聞いていらっしゃらないですか？」
電話主「最近，忙しくしていたものだから」
吉田「Bさんは急性心筋梗塞の手術を行ったのですが，予後は良好ですよ」
電話主「そうですか，安心しました。いつ退院できるのですか？」
吉田「7月16日には退院の予定です」
電話主「ありがとうございました」

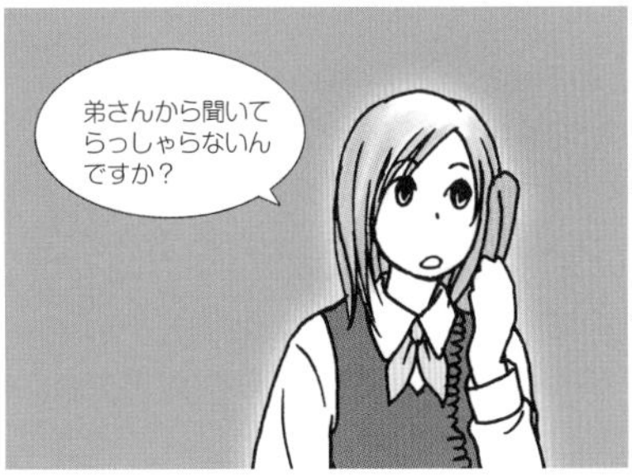

解説

(1) 電話での個人情報提供　×

電話では病状等の説明は行わないのが原則です。それは病状に限ったことではありません。電話で問合せを受けた時の注意点としては，①個人情報は答えるべきではない，②どんな些細な情報であっても，患者の同意がない場合は提供しない——という2点が挙げられます。個人情報保護法が施行されてからは，多くの医療機関でそのような取扱いとし，院内マニュアル等を作成しています。

(2) 同意を得て個人情報を提供　○

原則は，書面等で患者さんの同意が得られた個人情報のみ提供するということです。この個人情報には，病状等だけでなく，住所，電話番号，生年月日，年齢，性別，職業，紹介目的，既往歴，家族歴，症状経過，検査結果，診療経過など，様々なものが含まれます。ケース②では，以下のような説明を行うとよいでしょう。

「当院では，入院患者さんの個人情報を守るため，入院の有無につきましてはお答えできないことになっております。ご家族の方に直接ご確認いただけませんでしょうか」

「恐れ入りますが，病院にお越しいただけますか。主治医から直接説明させていただきます」

また，すぐには答えず，相手方の固定電話番号を聞き，患者さんの意思を確認したうえで，折り返し電話をする方法も考えられます。

●参考

[電話についてのマナー]

- **電話を掛けたほうが先に切る**：受けた側（医療機関側）が後から切る。ただし，こちらから掛けた場合で，掛けた電話の相手が来院者や目上の人の場合は，先に切らないようにする。
- **5WIHを記す**：メモに，5W1H（いつ，どこで，誰が，何を，なぜ，どう）を整理して記入し，正しく伝えられるようにする。
- **相手の声が小さい場合，相手を不愉快にさせないように対応する**：「申し訳ありませんが，お電話が遠いようです」「恐れ入りますが，もう少し大きな声でお話いただけますか」と伝える。

Point Advice

電話では，相手が見えないことや，言葉の説明で誤解を与えかねないことから，病状に関する問合せには対応できないことになっている医療機関が大半です。

ただし，ルールは決まっていても，その方と患者さんとの関係性，緊急性など確認のうえ，場合によっては患者さんにつなぐ，患者さんのご家族にその旨を相談して対応するなど，臨機応変な対応が必要です。一方的な遮断は，不親切と受け取られ，トラブルになるケースもあります。組織，病棟のルールを守ることが原則ですが，“当院のルール上むずかしいのですが，確認してみます”と行動を起こすことで相手に誠意が伝わります。

ケース3 お待たせした患者さんへの対応

入院窓口にて，医事課の田中くん

入院予定となっていた男性患者のAさん。予定どおり，午後2時に入院窓口に到着しました。そのとき，3名いる受付担当（医事課職員）はいずれも事務処理や電話対応等で手が放せない状態でした。田中くんもその一人。Aさんの到着に気付いてはいたものの，対応する余裕がありません。数分後，田中くんはようやくAさんに声を掛けました。

田中「大変お待たせして申し訳ありません」
A「（顔を強張らせながら）いつまで待たせる気だ。最初から来るのはわかっていたはずじゃないか」
田中「ちょっと忙しくて対応が遅れてしまいました」
A「まずはあいさつくらいするのが礼儀ではないのか」
田中「申し訳ありません」

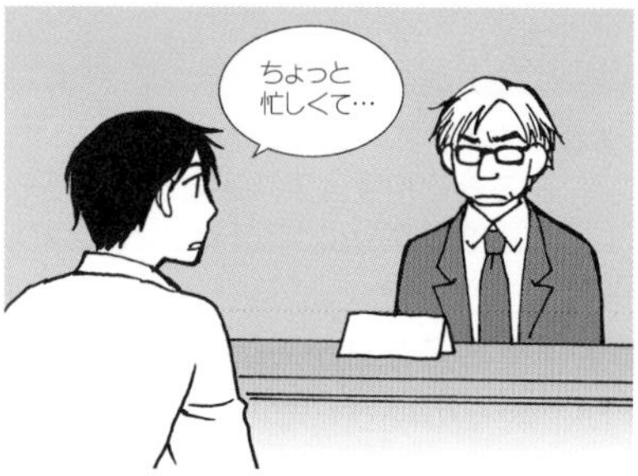

解説

（1）あいさつをせず仕事を続ける　×

受付は，患者さんやその家族が最初に接する場面です。そのとき，どのような第一印象を与えるかによって，その医療機関の評価が決まるといっても過言ではありません。また，印象がよいと，その後の人間関係や仕事がスムーズになることもあります。

温かい第一印象が，患者さんの不安を和らげ，安心感や信頼感を生みだします。特に医療機関の窓口では必要ですので，言葉だけでなく，表情，態度などにも配慮しなくてはいけません。この非言語のコミュニケーション・テクニックとしては，①相手の目をきちんと見る，②目が合ったら微笑む，③相手を不安にさせるような表情はしない，④忙しくても，落ち着いた動作をする――などがあります。

①丁寧に「少々お待ちください」と言いつつ，結局は患者さんを待たせてしまう，②「申し訳ありませんが，△分ほどお待ちください」と早口で話してしまう――ことなども避けるべきです。①も②も言葉こそ丁寧ですが，いずれも対応としては不適切です。

（2）案内もなくお待たせする　×

また，混雑時にやるべきこととしては，①受付の際，個々の患者さんに対して状況を伝える，②混雑している状況を待合室全体に伝える，③おおよその待ち時間を伝える――ことなどが考えられます。

●参考

［病院受付への不満として多いもの］
・高圧的である
・事務的である
・面倒くさそうに対応する
・説明が不親切でわかりにくい
・待ち時間に対する案内や配慮がない

Point Advice

「忙しいから話しかけられると困る」という気持ちが招いた悪い例です。では，なぜあいさつが大事なのでしょうか。“あいさつ＝相手の存在を認め，大切に思う気持ちを伝える”行為だからです。逆にいえば，“あいさつをしない＝相手をどうでもよいと思っている”と伝わってしまいます。

コミュニケーション向上のために取り入れられることが増えているコーチングの「承認のスキル」のなかでも，「存在を認める行為＝早期信頼関係構築のために必要」として紹介されています。

相手に安心感を与えることを最優先すべき医療現場では，特に大事なものといえます。

ケース4 重大なクレームへの対応

受付にて，医事課の田中くん

末期癌のGさん（80歳）。病院では，Gさんの家族とも話し合い，Gさんの終末期医療を行うことになりました。家族もGさんに対してはとても献身的です。

しかし，Gさんが亡くなると，家族の態度が急変。病院の医療ミスを疑った家族は，受付担当の田中くんのところに乗り込んできました。

家族「薬の取り違えで主人は亡くなったんじゃないですか？」
田中「いきなり何をおっしゃるのですか」
家族「責任者を呼んでくれ」
田中「こちらの対応に問題でもあるというのですか。何か証拠でもあるのですか」
家族「証拠はないが，納得できない部分がある。解剖をするなどしてきちんと調べてくれ」
田中「証拠もないのに，そのような言い方はやめてください。私たちの対応に問題はないはずですよ」

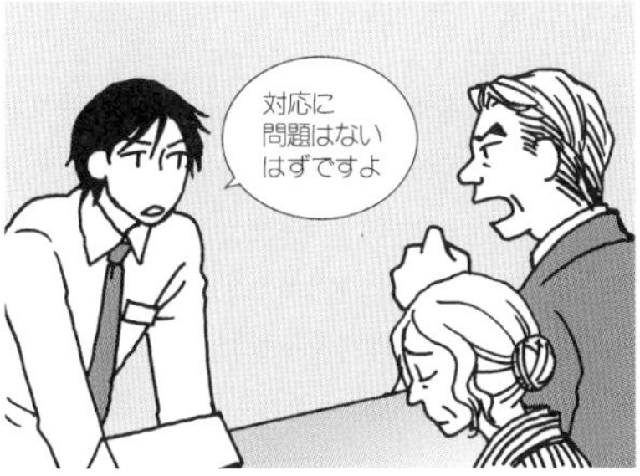

解説

本ケースのように，重大なクレームが寄せられた場合，特に誠実な対応が求められます。たとえ不本意なクレームでも最初に相手を否定するような態度をとると，相手は感情的になり，話もまとまりにくくなります。田中くんは，「証拠はあるのか」と発言し，相手を受容するどころか，否定するような対応をしています。

患者さんからのクレームは様々ですが，一般的に次のようなステップで対応を行います。

(1) まずは相手を受容する

相手が興奮しているときこそ，まずは相手の主張や気持ちを温かく受け入れる表情や態度が必要です。

(2) しっかりと話を聴く

受容しながら，ときに質問を投げかけて，事実や感情などを把握します。

「お差し支えなければ，薬の取り違えのことをもう少し教えていただけないですか」

(3) 相手に共感する

相手の話を繰り返す，あるいは簡潔にまとめ，相手の気持ちを理解したことを伝えます。

「Gさんはお亡くなりになったのですね。心中お察し申し上げます（心よりお悔やみ申し上げます）」

(4) お詫びする

医療ミスなどクレーム内容によっては軽々に謝罪することはできませんが，相手が不満を抱いていることや，不便や迷惑をかけたことについてお詫びします。

「こちらの態度に問題があったのでしたらお詫びいたします」

(5) 素早く処理を行う

素早く処理・説明を行い，患者さんに理解・納得してもらいます。

「医師・看護師とすぐに連絡をとりまして，ご連絡いたします」

(6) 感謝する

お詫びと感謝の気持ちを示します。

「この度は，ご指摘いただきありがとうございました。今後の参考にさせていただきます」

(7) 上司等に報告する

上司等に報告・連絡し，院内の情報として共有化します。本ケースの場合，家族の気持ちに沿って，①解剖の手続きなどを進んで行うこと，②カルテの開示，警察への連絡等を行うこと——が求められると思います。このような対応がとられれば，家族もパニック状態を脱し，冷静さを取り戻せるでしょう。

Point Advice

医療現場で発生したクレームについては，“接遇・応対に関することと医療に関することを分けて謝る”ことが重要です。初期段階で，相手を否定したり，いっさい謝らない態度をとるとトラブルは大きくなります。患者さんが不信や憤りを感じていることに対しては，いったんは，肯定も否定もせず相手の思いを受け止めます。その後，対応に不手際があればその部分だけ謝り，事実関係を確認しないとわからない部分は“確認いたしますのでお待ちいただけますか”と伝え，専門部署からの指示を仰ぎます。

相手が感情的になっていても，それに“つられない”ことが非常に大切です。良い意味でいつものペースを崩さず，穏やかかつ迅速に対応をします。

COLUMN 6 ストレスを溜めない労務管理

医療・福祉の現場は大きなストレスを抱える職場です。ストレスのはけ口がないと，対患者さんに矛先が向けられることになります。

問題行動のある職員がいる場合，見るべきはその人の性格ではありません。その職員がどんなストレスを感じているのか，またその職員の行動のどこに問題があるのか，という根底にあるものを改善しなければ，別の職員についてもまた同様の問題が発生する可能性があります。

職場環境に問題がある場合も多くあります。少人数でゆとりのない勤務体制になっていないか，思いをきちんと言い合える風通しのよい職場となっているか―ということを見直す必要があります。

縦（部門内）の風通しだけではなく，横（部門間）の風通しも重視しなければなりません。ヒヤリハットの報告や対応だけに追われてしまっていることも少なくないのではないでしょうか。お互いに足を引っ張り合うのではなく，褒めあったり尊重し合っているかどうか，改めて職場の風土や文化を考えていかなければなりません。

杉本智子（株式会社C-plan講師・社会保険労務士）

COLUMN 7 職場のメンタルヘルス管理

近年，メンタル面での体調不良を訴えて仕事を休む人が増えています。その理由の最たるものが，職場の人間関係です。1日の多くの時間を過ごす職場での人間関係の悪さは，心に大きな負担を課すことになります。その悩みを誰にも相談せず1人で抱えてしまうと，体調に異常が現れます。そうなる前に対策をとる必要があります。管理者は，日頃から職員の行動をよく観察し，特に次の点に注意しましょう。

1. 遅刻や欠勤が増えていないか
2. 身だしなみが悪くなっていないか
3. 笑顔が減っていないか
4. 話をよく聞いていなかったり，一人でふさぎこんでいることがないか
5. いらいらとした言動が増えていないか

これまでと違う言動が多くなったら要注意です。もちろん，悩みの種は職場のなかだけにあるとは限らず私生活のなかにもあります。いずれにせよ，職員の心のもちようは患者さんにも大きく影響するため，いち早く解決したいものです。

職員向けの相談窓口を置き，不満や不安があれば気軽に相談できるよう支援していくことが大切です。「患者満足は，従業員満足から」を肝に銘じてください。

杉本智子（株式会社C-plan講師・社会保険労務士）

ケース5 大騒ぎする小児患者さんへの対応

待合室にて，医事課の中川さん

主婦のEさんが，風邪をひいた5歳の子どもを連れて来院しました。Eさんは受付窓口で手続きを済ませ席に座りましたが，子どもが騒ぎ始めました。待合室は決して大きくなく，子どもの騒ぎ声は響き渡ります。

たまりかねた受付担当の中川さんは，子どものところに寄っていきました。

中川「ぼく，騒いではダメでしょ。お母さんも注意してください」
子「……」
E「すみません。ずっと言って聞かせているのですが，なかなか落ち着かなくて」
中川「周りの方も迷惑していますよ」
E「すみません」

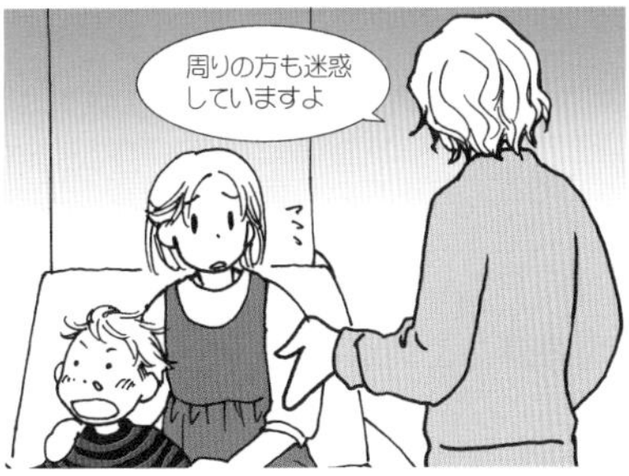

解説

(1) 小児患者には大人と異なる対応が必要

医療機関を受診する子どもは，言葉には出さなくても不安でいっぱいです。その気持ちを理解してあげると，穏やかになることがあります。

対応のポイントを会話例とともに挙げます。

①子どもと目の高さを合わせる。
②常ににこやかに接し，明るく声を掛ける（目が合ったときには笑顔で返す）。
③子どもにわかりやすい言葉で話す（参考）。
④安心感を与え，勇気づけるような言葉を掛ける。
「もうすぐ終わりますから，がんばりましょう」
「応援しているから安心して」
⑤スキンシップ（手をつないだり，肩に触れる）により安心させる。
⑥名前で呼びかける。
「○○くん，こんにちは」
⑦子どもであっても，高圧的な態度は避け，人格を尊重する。
⑧否定形や禁止の言葉は避け，ポジティブな表現をする。ただし，危険度が高い場合にはきっぱり禁止する。
⑨約束は守る（嘘はつかない）。
「苦くないお薬ですよ」→「ちょっとだけ苦いけど，ほんの少しだから大丈夫ですよ」

(2) 頭ごなしに注意をする言動 ×

本事例で中川さんは，にこやかに接したり，勇気づける言葉を掛けるどころか，頭ごなしに注意しています。これでは不安感を取り除き，子どもを落ち着かせることはできないでしょう。

(3) 親へのサポートも必要

大切な我が子のケガや病気は，親にとってショックです。不安の裏返しから，親が怒りやすくなることもあります。優しく受け止め，不安を取り除く手助けをしましょう。

●参考
[子どもに言い換えるべき専門用語]
検温→お熱を測る，安静→静かに休む，
起床→起きる，就寝→寝る，
ナースステーション→看護師がいるところ

Point Advice

最近は，ご家族が注意しないことも多く，また，注意してもなかなか聞かないお子さんが増えています。このケースのような場合，まずはご家族の方に協力を仰ぎます。「大変申し訳ございません，具合の悪い患者さんがお待ちになられていますのでご配慮いただけますか？」等と協力してほしいという気持ちで伝えましょう。この際，“マナー違反で迷惑な患者”と思いながら話しかけてしまうと，相手にそれが伝わりトラブルになることがあります。心の持ち方に注意が必要です。

また，お子さんには「具合が悪くて苦しい人がたくさんいるので，静かにしていてもらえると助かります。みんなのために協力してもらえますか？」等と，なぜ静かにしなければならないかの理由を伝えるとよいでしょう。

ケース6 算定内容に対するクレームへの対応

受付にて，医事課の吉田さん

クレーマーと噂されるDさんが，受付担当の吉田さんのもとに駆け寄ってきました。吉田さんは，いつものことだと考え，軽薄な態度をみせてしまったため，Dさんは激怒してしまいました。

D「明細書のこの点数，おかしくないかしら？」
吉田「またDさんですか」
D「前回，この特定疾患療養管理料というのはなかったはずよ」
吉田「そうですか？」
D「ちょっと教えてちょうだい」
吉田「そう言われても，私にはわかりません」
D「そんな無責任な。それならわかる人を呼んでちょうだい」
吉田「大袈裟にしないでください。今度，きちんと説明しますから」

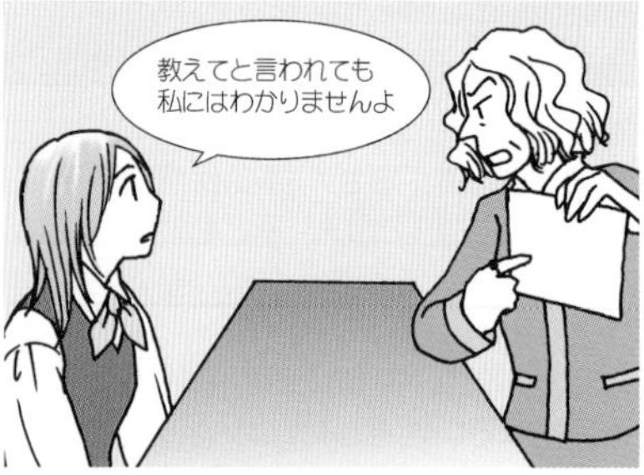

解説

患者さんから難解な質問が寄せられた場合やクレームがあった場合など，新人職員一人では対応しきれない状況になりますが，その場合にも対応のポイントがあります。クレームに強くなることで，問題を必要以上に大きくせずに済みますし，そこから改善を重ねることで，クレームそのものを減らすことができます。

(1) 内容や大きさで対応を検討する

クレームの内容や大きさによって，責任者を呼ぶのか，対応が終わってから責任者に報告するのかを判断しましょう。状況や段階等に応じた対応方法を，普段からミーティングを重ねて検討していくことが必要です。

(2) 責任者に引き継がない　×

まず，新入職員等に対しては，クレームがあった場合，患者やその家族に丁寧に説明をして，すぐに責任者に引き継ぐよう指導しておくことが必要です。クレームを聞いた職員は，すぐに責任者に報告しましょう。

また，対応に当たっている職員自身が連絡に行けない場合は，ほかの職員が責任者に報告に行くようにするとよいでしょう。万が一のケースの対応方法も決めておくべきです。責任者に引き継ぐ際は，相手の話した内容をメモにして渡すとよいでしょう。

また，クレーム対応における組織的な対応としては，院内マニュアルを作成しておくことをお勧めします。発生しやすいトラブルの対応方法・解決方法をマニュアル化して，全職員に理解・浸透させることが必要です。職員による個人差をなくし，迅速・的確に処理できるようにすることが求められます。

●参考

[クレームの原因となりやすい項目]
- 接遇応対の態度と言葉遣い
- 対応手順の手際の悪さ（順番の逆転など）
- 説明不足による病気等への不安（術後の容態など）

Point Advice

どんな相手であっても“クレーマー”という先入観はもたないようにしましょう。どうしてもその思いが言動に出てしまいます。また，言いがかりをつける人には，単独ではなく複数人数で対応します。あとで“言った，言わない”で，もめ事が起きたときに公正な判断ができないからです。

また，現場担当者がいくら丁寧に対応しても責任者に代わらないと納得いただけない場合は，あまり対応を長引かせず，責任者または専門部署につなぐことが得策です。相手の怒りが収まらない場合，区切りのよいタイミングで対応者を代えることで相手の気分転換が図れ，怒りが沈静化される効果があります。

ケース7 会計窓口での対応

会計窓口にて，医事課の吉田さん

糖尿病で外来受診をしているFさん。この日の会計を行うのは，受付担当の吉田さん。会計窓口に立つのは初めてです。金銭の授受，明細書の説明，患者さんとの会話など，不安でいっぱいです。

吉田「Fさんですね。お待たせしました。会計いたします。本日は，2240円でございます」
F「（3000円を出しながら）お願いします」
吉田「お預かりします」「こちらは本日の明細書です。（トレイにおつりを置き）こちらはお返しですね」
F「ありがとう」
吉田「またお待ちしています」

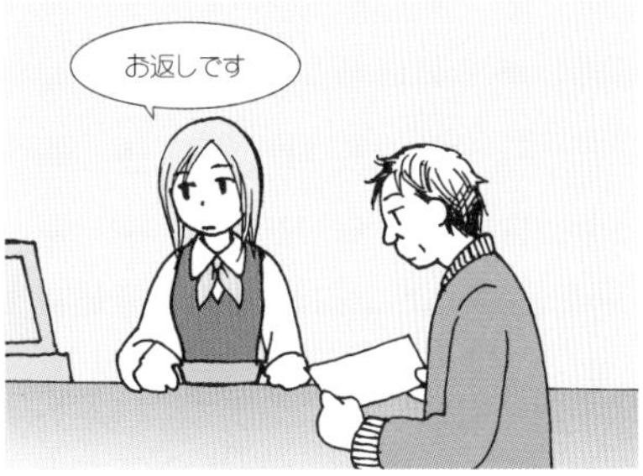

解説

会計窓口での対応には，①ミス防止のため，院内で手順を決めておく，②素早い対応を心掛ける，③丁寧な応対（言葉遣いと態度，笑顔等）を心掛ける，④預かった金額，受取金額，釣銭額は声に出して確認する，⑤料金や釣銭を置くためのトレイを用意する，⑥お金等の受け渡しは両手で行う，⑦会計が済んだ患者さんに，笑顔と言葉をかける――などのポイントが考えられます。

では，吉田さんの応対を振り返ってみます。問題となりそうなのは次の4点です。

(1) 声を出して釣銭額の確認をしない　×

釣銭を間違わないためにも声に出して確認することが必要です。

(2) 適切な見送りをしていない　×

声を掛けて見送りを行ったのはいいのですが，もっと適切な言葉ですべきでした。「お大事になさって下さい（ませ）」「気を付けてお帰り下さい（ませ）」などの言葉がふさわしいと思います。

(3) 釣銭をトレイに置く　×

トレイを使用するのは，預かり金を渡されたときのみにしましょう。トレイに置いて渡す方法は手間が省けてよさそうですが，投げ出されたものを拾うような印象を受ける人もいます。

(4) 釣銭よりも明細書を先に渡す　×

吉田さんは，釣銭より先に明細書を渡していますが，順序はその逆にすべきです。患者さんは財布を出していますから，先に釣銭を渡せば患者さんは財布をすぐにしまうことができるのです。また，先に渡すことで「受取り忘れ」を防止することもできます。

外部から来る人にとって，受付は病院の顔だということを忘れてはいけません。受付の対応次第で，その医療機関全体の印象が良くも悪くもなることを心に留めておきましょう。

●参考

［会計窓口で起こりやすいトラブル］
- 預かり金額がわからなくなる（1万円札なのか，5千円札なのかなど）
- 釣銭を渡したかどうかわからなくなる
- 釣銭を間違える

Point Advice

多忙な受付では，ついつい事務職員は一度も患者さんの目を見ず，応対をしてしまいがちです。すると，相手がお釣りをいくらもらったか，保険証を返したか，明細証や処方せんをもらったか，などの行為が印象に残らず，問合せが多発します。お返しする際のアイコンタクトを習慣付けることでトラブルが軽減されます。

また，お見送りの言葉は気持ちが入らないと一本調子で温かみに欠けてしまいます。患者さんの帰る方向に向かい言葉を投げかけるようにすると反応が返ってきます。医療現場に必要なのは双方向コミュニケーションです。

ケース8　会計時に支払いができないという患者さんへの対応

会計窓口にて，医事課の佐川さん

患者Nさん（70代男性・行動気質で明るく朗らかな印象）が，財布にお金が入っていないため，支払いができず困った様子です。

N「家を出るとき，財布の中身を確認してこなかったよ。会計，明日でもいい？」

佐川「近くのコンビニエンスストアにATMがございます。そちらでお金をおろしてきていただくことはむずかしいでしょうか？」

N「キャッシュカードは持ってるんだけど，おろしたことないんだよねー」

佐川「確認いたしますので，おかけになって少々お待ちいただけますでしょうか」

佐川さんは，院長のもとへ行き，この件について相談しました。すると，院長より“医院の方針として，当日中に持参していただくようにお願いするように”との指示がありました。

佐川「大変お待たせいたしました。院長に確認いたしましたところ，やはり，大変申し訳ございませんが，当院では本日中にお支払いいただくという方針となっております。ご協力いただけませんでしょうか」

N「どうしようか…」

ちょうどそこへご家族（娘さん）が迎えに来られ，代わりに支払ってもらうことができたため，なんとか事なきを得ました。

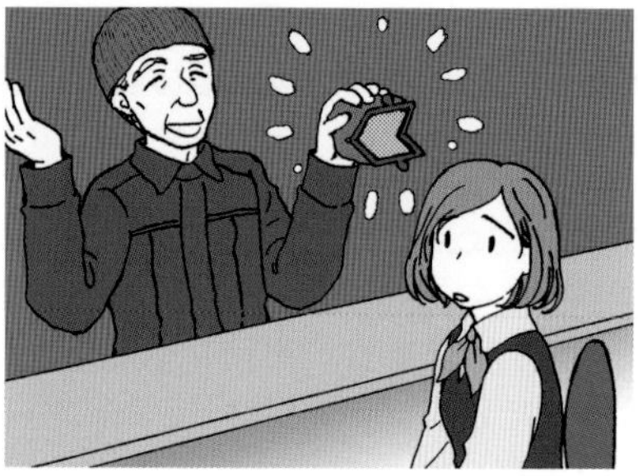

解説

（1）患者の要求にどこまで応えるか

「お金を持ってくるのを忘れたから支払えない」「支払いは，今日ではなく次の機会にしてほしい」という患者のお願い自体を受け入れるかどうかがポイントです。通常，医療機関を受診する際にお金は必要不可欠で，持参しないというのはあり得ないことです。そのため，よほどの信頼関係や事情がない限りは，当日中に持参していただくようにお願いします。医療はサービス業ですが，一般常識を超えた要求を受けるものではないということを知るいい事例ではないでしょうか。

（2）限定的な言い回しに注意する

このケースでの注意点は，佐川さんの最初の対応です。「指定されたコンビニでおろして来いとスタッフに指示された」と言われかねません。また，そのコンビニエンスストアと特別な関係であると疑われる可能性もあります。調剤薬局を案内する際，特定の薬局への誘導を避け，いくつかをお知らせして患者さんに選んでいただきますが，これと同様です。限定的な言い回しではなく「一番近いところは●●」と言うのであれば，誤解を生むことはないかと思われます。言いがかりをつけられやすい状況においては慎重な言い回しにしておくに越したことはありません。幸いNさんは行動気質と思われ，明るい雰囲気の方でゴリ押しするタイプではなかったようですが，相手の怒りのスイッチを押さないような言葉選びと伝え方を工夫しましょう。

Point Advice（シンプル３段階評価法での見解）

この事例について，三段階で評価をすると，次のようになります。

◎グッドポイント（良い点）

① 「明日でもよい」と答えなかった点
② 院長に報告のうえ，指示を仰いだ点
③ 全体的な流れや言葉遣い

△チャレンジポイント（課題）

今日のうちにお支払いを済ませてもらうように促しましたが，伝え方に一工夫が足りませんでした（「おろして」→「ご用意」に変えましょう）。

☆リクエストポイント（改善案）

コンビニエンスストアと限定せず，「参考までに一番近いATMは，医院裏手のコンビニエンスストアにございます。もしよろしければ，そちらでご用意いただけますでしょうか？」とします。

3 外来編

ケース1 予約に遅れてきた患者さんへの対応

受付にて，医事課の中川さん

外来患者のTさんは，予約時間から30分遅れて到着し，特に悪びれることもなく，受付にやってきました。

中川「おはようございます」
Tさん「おはようございます。（診察券を差し出しながら）お願いします」
中川「はい，お預かり致します」

確認したところ，予約時間からすでに30分が過ぎていて，次の予約の空き時間は2時間後という状況が確認できました。

中川「Tさん，大変申し訳ございません。すでに予約時間が過ぎておりまして，予約を取り直していただいてもよろしいでしょうか？」
Tさん「なるべく近い時間でお願いしたいんだけど」
中川「一番早い時間ですと，本日は12時30分のご予約になりますがいかがいたしましょうか？」
Tさん「ええっ。（少し声を荒げて）もう少し何とかなりませんか？」
中川「確認して参ります。少々お待ちくださいませ」

院長に確認して調整のうえ，あまりお待たせせずに診察できることとなった。

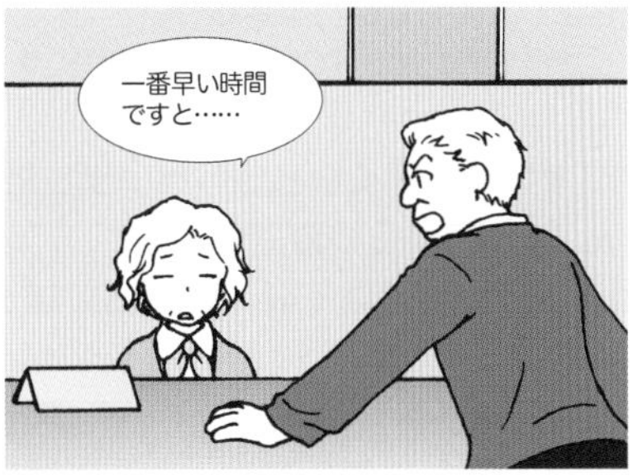

解説

(1) 遅刻という認識がない方への対応

患者の遅刻という事実を責めるような言い方はトラブルのもとですが，この場合，すでに30分が経過しています。こうしたケースにどう対応するかは，あらかじめ院内もしくは各部署のルールとして決めておき，共通の対応を行う必要があります。30分以内であれば，なんとか調整して診察するという取り決めであれば，あえて遅刻ということを伝えず，そのままお待ちいただいて予約時間に近い状況で診察をしていただきます。

また，20分以降は遅刻というルールを設けるのであれば，患者さんには再度予約の取り直しをしてもらうというアプローチをします。

(2) 取り直した再予約まで時間がある場合

今回のケースは，次の予約の空き時間が，2時間後となっています。もし，自分だったら2時間待てるかを考えれば，少し長いと気付くはずです。

その際，患者さんに対して予約の空き時間を事実のまま伝えるということは，少し唐突な印象を与えかねません。

Point Advice

遅刻は誰でも好んでするものではありません。もちろん性格的にルーズな方もいますが，多くは何らかの事情があってのことと思います。“だらしない人”と決めつけて冷たさを与える対応をしないよう注意が必要です。また今回の方のように遅刻したことへの自覚がない方については，同じようなことが繰り返されないように事実をやんわり伝え，予約の取り直しを求めていきます。

遅刻者が増えると，予約時間を守って下さった患者さんにしわ寄せがいき，予約時間が守られないことで，さらに遅刻者が増えてしまいます（遅刻者の言い分には「時間どおりに来ても待たされるからそれを見越して来院した」などということもあります）。

医療の現場ですから急患の方の対応もあり，予約時間を完全に守ることはむずかしいかもしれませんが，なるべく予約時間を大幅に遅らせることがないように努力していく姿勢が望まれます。

ケース2　予約時間を間違えた患者さんへの対応

受付にて，医事課の中川さん

先日まで入院していた患者Kさんが，退院時に予約した検査のため，10時50分に受付にやって来ました。

中川「ずいぶん早くいらっしゃいましたね」
Kさん「11時から検査でしょ？」
中川「本日の検査は午後1時からになっています」
Kさん「昼から？　そんなの聞いてないわ」
中川「そうでしたか。ちょっと看護師に確認してきますので，お待ちください」

看護師に確認し，戻ってくる。

中川「すみませんが，今日のことは，どのようにお聞きになっていますか」
Kさん「退院の際，今日の11時に検査があるから朝食を抜いて来るよう言われたんです」
中川「そうですか。よろしければ，1時まで処置室のベッドでお休みになりますか」
Kさん「もういい！　今日は帰るわ！」
中川「遠いところをいらしたのですから，このまま検査を受けられてはいかがですか」
Kさん「無理よ！　朝も昼もご飯を食べられないなんて聞いてなかったわ！　もう帰るから，次の予約日が決まったら連絡して」
中川「もう少々お待ちください」

検査の予約画面を確認して

中川「2日後の11時にも別の検査予約をされていますね。その際にはお間違えのないよういらしてください。本日の検査につきましては，空きが確認できしだい，ご連絡いたします」

怒っていたKさんが，突如かばんを開け，予約票の束を取り出し，受付に並べました。

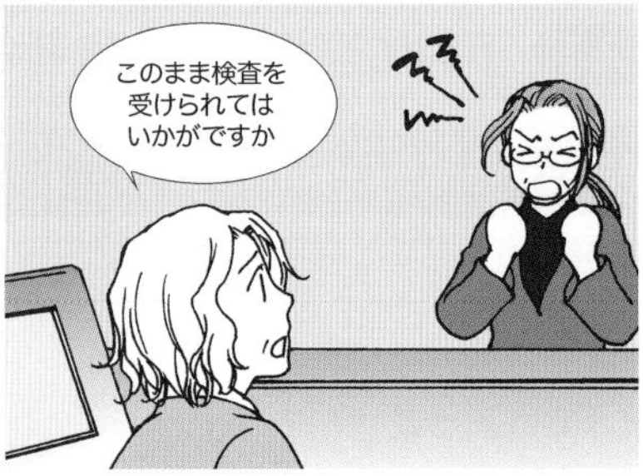

Kさん「まあ，ごめんなさい。11時は，2日後の検査時間だわ。今日は午後1時からだったのね…。やっぱり，受けて行くわ」

解説

退院後に複数の検査を行うことになった患者さんが，検査の実施時間を勘違いして訴えてきたケースです。職員は患者さんの話をよく聞いています。実際，受診日の間違いなどもよくあります。対応には，十分気を付けましょう。

(1) 相手の非を責めない

勘違いから起こるクレームは，非常に増えています。ただし，「思い違いではないでしょうか」などとその場ですぐに言わないことです。場合によってはこちらの不手際（予約ミス）の可能性もあり得ます。まずは，状況を確認し，“相手に恥をかかせない”ことが重要です。

(2) 本人の勘違いが判明した場合

このケースでは，結局，ご本人の勘違いが判明して時間どおりに受診をされたのですが，その際に一言「確認できてよかったです」「安心いたしました」といった一言を添えて，相手が辛くならないような温かい対応を心掛けましょう。

Point Advice

PET・MRIなどの検査のキャンセルによる先送りは，患者さんにとっては病状がわからず困ることになり，病院にとっては多大な損失になる側面も否めません。よって，土壇場のキャンセルとならずに検査を受けていただけるよう患者さんに働きかけることと，予約状況が簡単に確認できる仕組みの導入が必要不可欠です。行き違いのないようにしましょう。

ケース3 予約ミスによるクレームへの対応

外来待合室にて，看護師の新藤さん

外来患者のDさんは，本日午前9時からのMRI検査を予約していましたが，一度キャンセルしたのち，すぐに再申込みしました。その際，電話を受けた看護師の安西さんが予約を取り忘れていたため，Dさんは来院しても検査が受けられず，怒って看護師の新藤さんに異議を申し立ててきました。しかし，安西さんは休暇中です。

Dさん「私はちゃんと予約の電話を入れましたよ！　それなのに予約できてないってどういうことですか！」
新藤「大変申し訳ありません。こちらの不手際でご迷惑をおかけしてしまいました」
Dさん「とにかく，すぐ受けられるようにしてくださいよ」
新藤「それが…，本日のMRIは予約で大変混み合っておりまして，それでも何とかお時間を確保したのですが，午後2時からとなってしまいます」
Dさん「それじゃ，会議に間に合わないじゃないですか。困りますよ！　そのために午前中有休を取って来たのに」
新藤「申し訳ありません。ですが，私も安西より何も聞いておらず，Dさんのご予約の件を存じておりませんで…」
Dさん「自分は関係ないってこと？」
新藤「いえ，そうではありませんが…」
Dさん「まったく，こんなミスされちゃたまりませんよ！」
新藤「誠に申し訳ございません」

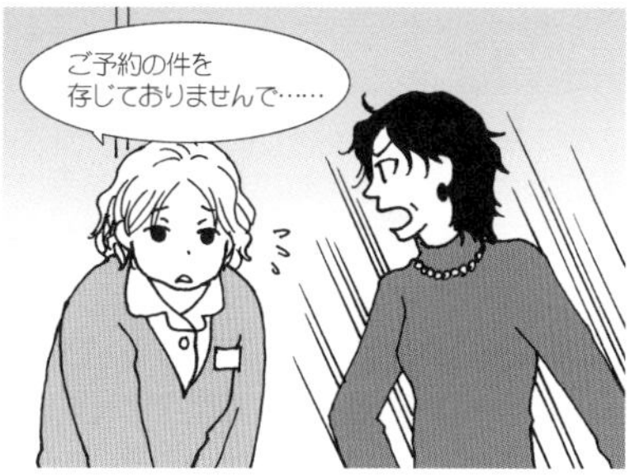

解説

(1) 謝罪時の発言の見直し

事例では，一度は謝罪したものの，再度責められた際に「ですが，自分は何も聞いていなかった」と発言しています。事実であっても，患者さんにとっては言い訳にすぎず，さらに怒らせる結果になっています。非が完全に医療機関側にあるこのようなケースでは，組織を代表する気持ちで，謝罪に徹したほうがよいでしょう。

(2) 当事者の立場になって対応する

クレームを申し立てる患者さんは，苦情を伝えている相手に対して，傍観者的な対応ではなく，気持ちをわかって当事者として対応してほしいと思っているものです。「自分がしたミスではないのだから関係ない」と考えるのではなく，不具合を被った患者さんの立場になり，具体的な次善の策を提案するようにしましょう。

なお，たとえ患者さんの勘違いなどによって間違っている場合であっても，患者さんに恥をかかせないことが大切です。

Point Advice

クレームの原因には，①自分の不手際（説明不足，確認不足など），②自分以外の身内（組織内）の不手際，③相手の不注意（一方的な説明，確認不足などによる聞き違えや勘違い）—があります。①については素直に謝れるものですが，②③については心情として謝りにくく，自分は関与していない，こちらは間違っていないという思いを主張しがちです。しかし，そのような主張は自己を正当化していると取られ，火に油を注ぐ可能性もあります。他の職員のミスにより生じたクレームであっても，病院の代表として受け止めることです。速やかに詫びて，現時点でできることを最大限考え，行動するに尽きます。

私自身の経験ですが，父が入院した際，看護師に父のことを確認したところ「勤務についたばかりで申し送りを受けておりませんのでわかりません」と言われたことがありました。“申し送りを受けていない”という内部の事情はこちらには関係ありません。“できないこと”の説明は，“正当化のための言い訳”になります。タイミングと相手にとって余計な一言であるか否かの判断は，間違わないように気を付けましょう。

ケース4　詳しい説明を求める患者さんへの対応

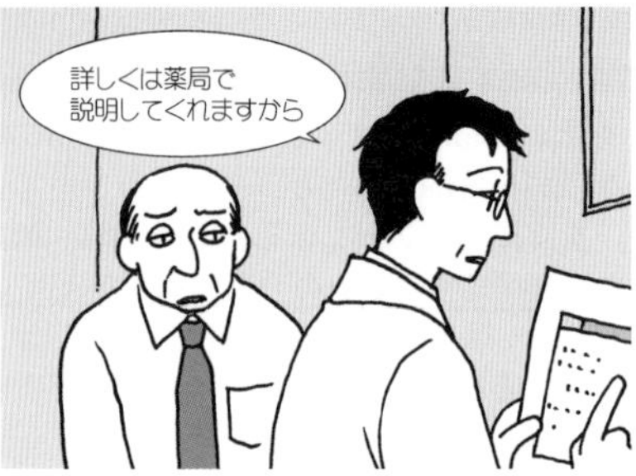

診察室にて，医師の荒木さん

Sさんは会社の健康診断で血液検査を受けたところ異常が認められたため，精密検査を受けるために来院しました。本人には自覚症状はない状態です。その検査後…。

荒木「この数値はちょっとまずいですね」
Sさん「何がまずいんですか？　自分では特に気になるところはないんですが…」
荒木「詳しい説明は省きますが，薬を出しておきますから。まず2週間飲んでみて，それでもう1回検査しましょう」
Sさん「これはどういう薬ですか？」
荒木「血液をきれいにしてくれる薬ですよ」
Sさん「もうちょっと詳しく教えてください」
荒木「詳しくは薬局で説明してくれますから，そこで聞いてもらえますか」
新藤看護師「荒木先生，急患です」
荒木「すぐ行く。（Sさんに向かって）詳しく説明している時間がないんですよ。申し訳ないですがね」
Sさん「…そうですか。もう帰っていいんですか？」
荒木「はい，どうぞ」

解説

（1）丁寧でわかりやすい説明を心がける

患者さんにとっては，問診や検査後に何を言われるのかが一番の関心事です。自分の状態や治療内容は詳しく知りたいもの。医師や職員は，そんな患者さんの気持ちを理解して，診察を進める必要があります。この要望を満たすには，丁寧でわかりやすい説明が不可欠です。

患者さんにわかりやすく伝えるには，聞き手が理解できるような言葉を選びながら，要点を押さえて，論理的・具体的に話し，相手の理解を確認しながら話を進めるようにしましょう。その際，専門用語は普通の言葉に置き換えましょう〔（例）「既往症」→「以前にかかった病気」など〕。

また，患者さんの疾患への理解度や受容度によっては，一度に全部伝えるのが適切でない場合もあります。

どれだけ忙しい状況であっても，診療内容や薬を投与する理由，薬の効果などについてきちんと説明しなければなりません。ましてや，「この数値はまずい」などと曖昧なことを言って，いたずらに不安にさせるような言動は慎むべきです。検査結果が悪い場合でも，絶望的な話し方をするのではなく，患者さんの不安を和らげ，治療に前向きに臨む気持ちをもってもらえるようにしたいものです。

（2）診察終了時には医療者側から伝える

医師や職員が診察の終了を告げないと，患者さんはいつ診察室を出てよいかわからず困ります。患者さんのほうが気を遣い，「もう帰っていいですか」と確認することもあります。医療者側から診察の終わりを伝えましょう。

Point Advice

健診で異常が見つかると，おそろしい病気の可能性があるのではないかと，強く不安な気持ちに駆られます。素人は自覚症状がない場合，その病気の度合がまったくわかりません。医師にとって“たいしたことはない”状態ならば，そのことを患者さんに伝える姿勢が必要不可欠です。詳しく説明する時間が取れない場合は，「詳しい説明は看護師から聞いていただけますか？　心配はいりません」等と，質問を受けられるフォロー体制をつくるべきです。

また，医師に対しては，些細なことだからと病状説明をおざなりにすると，大きなトラブルに発展するケースも増えているということを伝え，丁寧な説明を促しましょう。

ケース5 初めて検査を受ける患者さんへの対応

レントゲン撮影室にて，診療放射線技師の佐藤さん

Rさんがレントゲン撮影室にやってきました。Rさんは左腕が不自由な患者さんです。

Rさん「失礼します」

Rさんが撮影室に入ると，佐藤さんはRさんと目線も合わせずに，矢継ぎ早に説明しました。

佐藤「検査を始めますから，そこで服を脱いで検査着に着替えてくださいね」
Rさん「はい」
佐藤「準備ができたら呼んでください」

Rさんが着替え終わりました。

佐藤「はい，じゃあそこの機械に顎を乗せて。…はい，そうそう。そのまましばらくじっとしててください」

佐藤さんが隣室へ行きました。

佐藤「はい，息吸ってー，止めてー。……はい，終わりました。じゃあ，次の患者さんも待っていますので，急いで着替えてくださいね」
Rさん「あ，はい，わかりました」

Rさんは，左腕があまり動かないため，すぐには着替え終わりません。

佐藤「早くしてくださいねー」
Rさん「あ，はい，すみません」

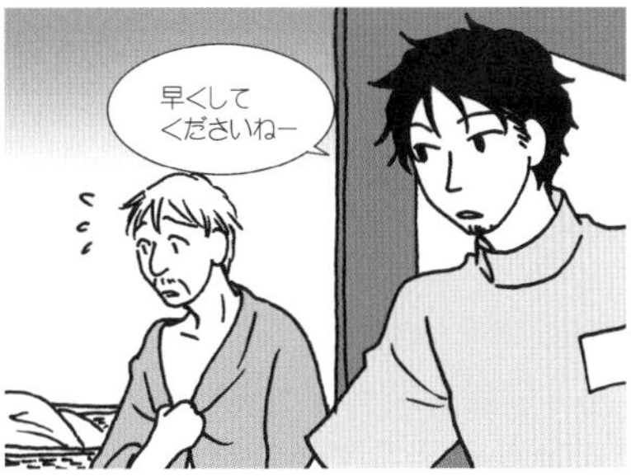

解説

(1) 患者さんの不安や緊張を和らげる

職員にとっては日々行っている検査でも，患者さんにとっては慣れない検査です。いろいろな機械が置いてある薄暗い殺風景な検査室に入ることで，緊張感や恐怖感も増します。さらに，検査によっては，注射をしたりファイバースコープを喉に通すなど，苦痛を伴うこともあります。こうした緊張感や恐怖感を少しでも取り除くことが検査職員の役割です。

応対には以下のようなポイントが挙げられます。

・患者さんの目を見て笑顔で挨拶をする
・フルネームで名前を確認する
・本人確認のため，生年月日を確認する
・検査の目的と内容を丁寧に説明し了解を得る
・言葉の語尾まできちんと言う
「息を吸って」→「息を吸ってください」
・検査終了を伝えて，出口まで笑顔で見送る

(2) 検査の目的を説明する

事例では，何の検査を行うのか説明がされていません。事前に医師からは患者さんに説明があったのでしょうし，検査を行う職員については当たり前の検査なのでしょうが，患者さんにとっては不慣れな検査もあります。どのような検査なのかを伝えましょう。

(3) 患者さんを急かさない

次の患者さんが待っているからといって，患者さんを急かしてはいけません。特に高齢者や障害のある患者さんの場合はなおさらです。流れ作業のように患者さんを扱うことは，患者さんに不愉快な思いを抱かせます。毎日の業務だからといって事務的に行わず，患者さんの人格を大切にした応対が望まれます。

Point Advice

撮影室は狭い密室のため，恐怖感をもちやすい空間です。診療放射線技師は特にその点を配慮しなければなりません。まず，お呼び出しの第一声とお出迎えの表情をやわらかくするよう心掛けましょう。「放射線技師の佐藤と申します。よろしくお願い致します」等と名乗れば，“この人に任せれば安心”と恐怖心は半減することでしょう。

また，次々と患者さんに対応しなければならなくても，早口でまくし立てることがないよう注意が必要です。着替えに手間取る可能性のある方には，「お着替え，つらくありませんか？」と声掛けをして，必要があれば手伝うことで，相手に無理をさせずに効率よく進めることができます。

ケース6 説明不足で迷惑をかけた患者さんへの対応

泌尿器科外来にて，新人看護師の平野さん

入院患者のSさんは，尿流測定検査をするため，病室から外来までやって来ました。診察室前の椅子に座って待っていましたが，一向に名前が呼ばれないため，しびれを切らして受付付近にいた新人看護師に声をかけました。

Sさん「泌尿器科外来で待つように言われて部屋から降りてきて待っていたのに，ちっとも名前が呼ばれないじゃないか」
平野「あ，いらっしゃっていたのですね。お待たせしました。午前の検査はお済みですね。では午後の検査をしましょう」
Sさん「あんまり待たせるから，もう小用は済ませちゃったよ」
平野「では，今から水分を摂って，出そうになったらまた，いらしていただけますか」
Sさん「さっきもちゃんと来ていたのに呼んでもらえなかった。一体どうなってるんだ！　いつ呼ばれるかわからないんじゃ，水も飲めないぞ」
平野「ごめんなさいね。お名前は呼ばないということを，予め説明しておけばよかったですね。いらしたら，声をかけてください」
Sさん「きちんと言ってくれないとわからないだろ？」
平野「はい」

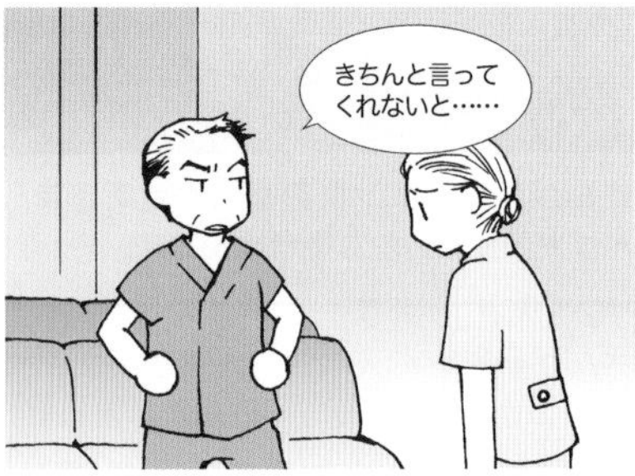

解説

説明不足により，患者クレームにつながった例です。尿の勢いを調べる尿流測定検査は，尿意をもよおしたときに実施する検査です。よって手順としては，尿意をもよおしたときに，患者さん自身に申し出てもらい，検査を行います。この場合，看護師と患者さんそれぞれに思い込みがありました。

(1) 新人看護師側の思い込み

新人看護師は，患者さんが自ら名乗るだろう，言わなくても常識的にわかるだろう，また，もし呼ばれないようであれば，外来窓口担当者が確認をしてくれるだろうと思っていました。

(2) 患者さん側の思い込み

すでに連絡が済んでいて，外来に降りて行き，待っていれば名前を呼んでもらえると思って安心していました。まさか，長時間待たされることになるはずはないと思っていました。

(3) 謝罪の仕方

言葉は，表現の仕方により相手に様々な印象を与えます。「ごめんなさい」は，確かに謝罪の言葉です。しかし，顧客に相当する患者さんやご家族，さらには上司や先輩といった目上の人に対して使用するのは，適切ではありません。また，反省の色があるようには受け止められにくいものです。“本当に申し訳ない”という気持ちを誠実にきちんと伝えるには「大変，申し訳ございませんでした」と言うべきです。

Point Advice

自分には“まさか”と思うことでも，その人にとっては“当然”だと思うことがあることを，想定しておく必要があります。そのギャップを埋めない限りは，このようなトラブルは起こり続けます。

ギャップを埋めるのは，実際の経験や研修などによる疑似経験が有効です。これらによって自分のなかの引き出しが増えます。他者の考え方や行動パターンを知ることで予測・想像力が培われるのです。

“私だったら”という“自分軸”の考え方から，“もし患者さんだったら”という“相手軸”の考え・行動に変え，患者さんが困らないようサポートしましょう。

ケース7 人間ドックにおける医師の患者さんへの対応

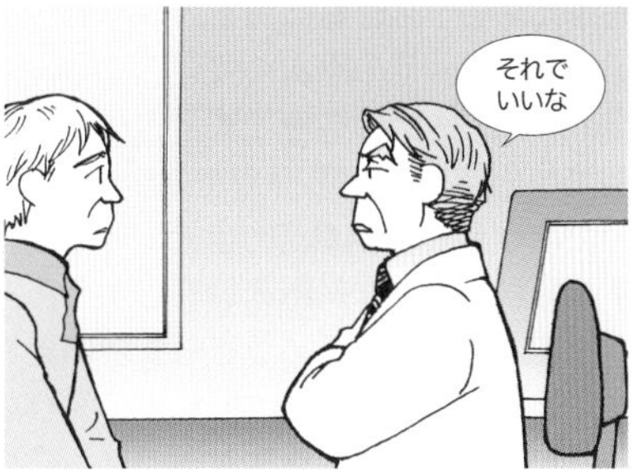

人間ドックの診察室にて，医師の清川さん

脳ドックを受けた患者Dさんが，診察室で脳神経外科の医師より結果についての説明を受けることになりました。

清川「結果は問題なし。尿についてはかかりつけ医に診てもらっているから，それでいいな」

Dさん「はい」

看護師「何か聞いておきたいことはありませんか」

清川（顔をしかめ）「もういいよ」

帰り際，Dさんは受付窓口の事務職員に小さな声で訴えました。

Dさん「検査の結果は問題なかったので安心しましたが，あの先生は怖くて何も聞く気になれませんでした」

事務職員「申し訳ありませんでした」

解説

人間ドックは，健康な方が予防的観点から自費で自主的に受ける，いわゆるサービス業の領域であることを意識しなければなりません。本事例は，その自覚のある看護師が，自覚のない医師をフォローしている場面です。

(1) サービス的視点・医療の質向上の視点

医療はサービス業だと言われて久しく，最近の多くの医師は，診察の際に，「おなかを拝見させていただきます」といった言葉を使っています。言葉遣いは心遣いの表れであり，相手を尊重する気持ちがあれば，言葉遣いや態度も当然それなりになってきます。

(2) チーム医療の実現

“サービスの質を向上させよう”と個々の職員がいくらがんばっても，本事例の医師のように一人でも悪い印象を与える者がいると組織全体が悪印象に映りかねません。医師に限らず，全職員が態度には気を付けるべきです。人間ドックでどこか悪いところが見つかった場合，受診者がその病院で治療を受けたいか，また安心して体を任せようと思うか——医療機関の経営にも大きく関わってきます。

受診者に対する気遣いが足りないと思われたら，別の職員がフォローする必要があります。評判が悪くなかなか態度が改まらない職員には，“インターネットの普及で医療機関に対する不満などは簡単に広まります。相手に嫌な思いをさせることは，医療機関全体の評価を下げてしまいます”ということをそれとなく伝えることも改善策の一つです。

院内・院外の良好なコミュニケーションは職場環境を明るく働きやすくします。お互いに心に留め，いい状態を保てるようにしましょう。

コミュニュケーション関係図

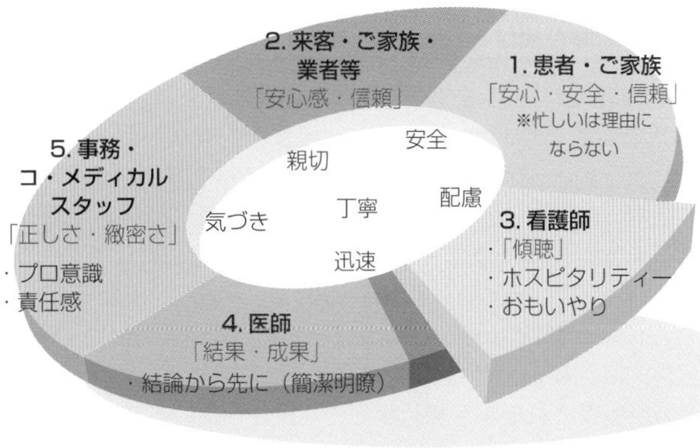

Point Advice

医療機関も予防医療に力を入れる時代となってきていますが，その際よく問題になるのが，健診担当の一部の医師の態度です。専任ではなく，臨床現場から持ち回りで担当となった場合，「忙しいのになぜ健診担当なのか」といった不満から，相手を急かすような対応をしてしまうことがあるようです。また専任であっても，悪いところを見つけてその説明をするだけの仕事にやりがいを感じられず，その思いが雑な対応となってしまうということもあるようです。

逆に，健診の際に医師，看護師，受付の対応がかなり丁寧であったのが，要検査で悪いところが見つかって，その病院に入院したところ，健診センターの丁寧さとのギャップを感じて「接遇レベルの差が不信感につながった」などというきびしい指摘を受けることもあります。

これらは，個人や部署による接遇の差をなくすことで防げます。

COLUMN 8　患者さんへの呼び掛け・「さん」と「様」

患者さんを尊重し，大切にするという気持ちを表したり，他院との差別化のため，「○○様」「患者様」と患者さんに呼び掛けをするところが増えてきました。では，「さん」と「様」では，どちらでお呼びするのがよいでしょうか。一つの答えとして，『一対一で呼ぶ場合は「さん」，総合窓口など大勢の方の前で呼ぶ場合には「様」と呼ぶのが合っているのではないか』と筆者はアドバイスをしています。なぜかといえば，専門職である医師・看護師は高度なアドバイザー業であり，診療中に「様」と呼ぶには少し違和感があるのではないかと考えるからです。また，一般サービス業では「○○様」が一般化しており，仰々しいイメージはなくなってきたので，総合窓口などでは「様」とお呼びしても違和感は少ないでしょう。

最近の傾向としては，病院全体で「○○さん」に統一するところも出てきています。「様」と呼ばれると相手は「大切にされている」と思ってもらえるというメリットもありますが，「様」とお呼びする気持ちで「さん」と呼べば，丁寧さに欠けるということはないはずです。来院される患者さんがどちらを喜ばれるかということと，組織の方針や時代の流れ等を見据えながら決めていくとよいでしょう。

COLUMN 9　患者さんへの呼び掛け・「様」を「さん」に戻す際の注意点

ある医療機関から，『数年前から「様」とお呼びしていましたが，患者さんから“距離感があって馴染まない”などの声をいただくことがあり，「さん」に戻すことを検討しています。変更のタイミングなど，どうしたらよいでしょう』という相談を受けることがあります。ひとまず1カ月間，試しに「さん」とお呼びすることを提案しました。1カ月後，院内では自然に「さん」が定着していました。また，言葉遣い全体のレベルは丁寧さを保ったまま「さん」とお呼びするようにもなっていました。

「さん」から「様」へ移行すると，全体的な言葉の水準（丁寧さ）が上がるという効果がありますが，デメリットとして患者さんに距離感を与えてしまう恐れもあります。逆に，「様」から「さん」に戻す際に懸念されるのは，全体的に言葉遣いが雑になってしまわないかという点です。前述の医療機関では思いのほか，言葉のレベルが担保されたまま移行ができて良かったのですが，その点に注意が必要です。

ケース8 救急患者さんの家族への対応

受付にて，医事課の東山さん

救急当番医のクリニックに，休日（日曜日），救急患者の長男Tさん（40代男性・主導気質）から，電話がかかってきました。

T「母が家で倒れたので，かかりつけの市立病院に連絡をしたら，当番医に行くようにと言われました。今から伺います」
東山「かしこまりました。お気をつけてお越しくださいませ」

電話を切ったのち，再度電話が鳴りました。

東山「〇〇クリニック，受付東山でございます」
T「先ほどそちらに連絡をした者ですが，母が吐いてしまって動けません」
東山「そうなんですね。すぐに確認いたしますので少々おまちいただけますでしょうか」

いったん電話を保留にし，医療者に確認をすることにしました。看護師の「先生にも確認しました。救急隊を呼んだほうがいいと伝えて」との言葉を聞き，再度電話に出ました。

東山「お待たせいたしました。動けないようでしたら，救急隊を呼んでいただいたほうがよろしいのではないかと思います」
T「市立病院に連絡をすればいいんですね？　市立病院に連絡をすれば，救急隊を呼んでくれるのですね」
東山「いや，救急隊を呼んでください」
T「ふざけないでください！　遊びじゃないんです。こっちも急いでるんです!!」

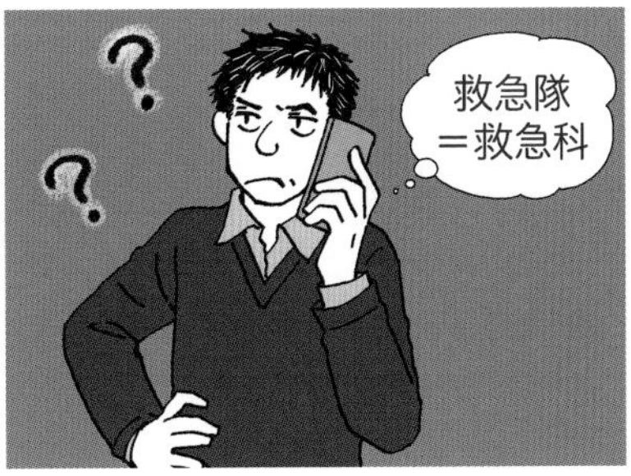

解説

救急当番医の日に，初めて受診するという患者さんの家族からかかってきた電話への対応です。

(1) 丁寧な対応

事務スタッフは丁寧な対応をし，勝手な判断はせず，看護師に確認をしています。このほか，言葉遣いも丁寧で，確認したことを忠実に患者家族に伝えたのは良かった点です。

(2) 患者に伝わる言葉を使う

ただし，“「救急隊」＝「救急車」”で伝わると思って「救急隊」と伝えたところ，Tさんは「救急隊」＝「（最初に電話をかけた）市民病院のなかの救急部隊」だと思い込んでしまったことで食い違いが起こり，腹を立ててしまわれました。

このように，医療従事者が普段使っていて当たり前だと思っている用語が，一般的に使われるものではないこともありますので，注意が必要です。このスタッフは，医療者に確認して伝え聞いたままの言葉をTさんに伝えました。しかし，「救急隊」の部分は，「救急車」と置き換えてお伝えするほうがよいとの判断が必要でした。

Point Advice　（シンプル３段階評価法での見解）

この事例について，三段階で評価をすると，次のようになります。

◎グッドポイント（良い点）

勝手に判断せず医師・看護師に確認をとってから回答をした点です。

△チャレンジポイント（課題）

看護師に言われたとおり「救急隊」を呼ぶように伝えましたが，“「救急隊」＝「救急車」”が一致せず，先方を怒らせてしまった点です。

☆リクエストポイント（改善案）

「院長に確認しましたところ，動けないようでしたら救急車をすぐ呼んだほうがよいとのことです。お手数ですが，119番におかけいただけますか」と伝えたほうがいいでしょう。

ケース9 オンライン診療でおきがちなトラブルへの対応

オンライン診療にて，医師の荒木さん

アレルギー症状で定期的に受診しているYさん（50代，女性）が，オンライン診療で受診されました。当院のオンライン診療では10分前から患者さんに待機していただき，こちらのタイミングで医師が診察を開始できるようになっています。今回はなかなかYさんとつながらず，一度電話で状況を確認したため，診察の開始時間が遅れてしまいました。

荒木「本日はいかがされましたか？」
Y「いつもいただいているアレルギーの薬がほしいのですが」
荒木「わかりました。では，前回も処方したお薬を30日分出しておきます。お大事になさってくださいませ」
Y「あの…。10：30予約で10分前から入室して待っていたのに，電話がかかってきて入室してくださいと催促されて，結局診察できたのは10：50だったんですけど，こちらのやり方に何か問題があったのでしょうか？」
荒木「そうでしたか。お待たせして申し訳ございません」
Y「次回からどのようにすればいいですか？　今回の件でオンライン診療に不信感をもってしまいました」

解説

(1) 機械トラブルの対応

機械や診察システムのトラブルにより診察が始められなかった，オンラインでつながることができなかったという事態は，比較的起きやすいトラブルです。患者さんとなかなかつながらない場合は，こちらから連絡をして状況を確認する，診察が遅れないよう前もってサポートを行うなど，円滑な診察を行うためのフォローが必要になります。つながらなかった際の対策方法をホームページなどに記載しておくのもよいでしょう。患者さんが困った際の問合せ先を明記しておき，早期にトラブル対応できるようにしておきます。

通常の診察と並行してオンライン診療を行っている場合には，他の患者さんの進行具合によって診療開始が遅れてしまう可能性もあるかと思います。患者さんには院内の混雑状況がわからないため，遅れてしまいそうな場合にはその判断ができた時点であらかじめ連絡をします。開始が遅れてしまった場合，そのことに対して，ファーストコンタクトでまずはお詫びをお伝えします。

(2) 多職種との連携

なかなかつながらず診察が遅れてしまったなど，患者さんが焦りを感じてしまう場面も多くあるかと思います。診察前に患者さんに連絡をする場合には，**「○○さん，状況は大丈夫ですか？」**など，患者さんが不安を感じないような言葉がけが必要です。

また，電波状況や機器トラブルで患者様が遅れてしまう場合やつながりづらい状況があった場合は，その内容を事務スタッフなどから引継ぎ，ご迷惑をおかけしてしまったことにお詫びをお伝えする，大変な状況であったことに寄り添うお声がけなどを行うと，安心されるでしょう。多職種が情報共有して，連携してお声がけをすることは，患者さんに安心感を伝えます。

Point Advice

診察が始まるのを待つ時間はとても長く感じられるものです。特に「本当にオンラインでつながっているのだろうか」「操作が間違っていないか，不安」など，院内の状況がわからないため，待ち時間が長くなるにつれて不安な気持ちは大きくなってしまいます。

約束の時間に遅れる可能性がある場合には，その旨を事前にお伝えしておくことが望ましいです。

起きてしまいそうなトラブルの対処方法を示しておく，遅れそうな場合には事前に連絡する，遅れてしまった際にはお詫びをお伝えする――など，オンライン診療に不安を感じさせない工夫とフォローを行いましょう。

4 入院編

ケース1 組織内の不手際に関するクレームへの対応1

病室にて，病棟看護師の鈴木さん

夕食が終わり，看護師が下膳の際，入院患者Eさんに口腔ケアを勧めました。

E「こんな状態で，どうやって歯磨きすればいいっていうんだい。うまくできないじゃないか」

鈴木「今，体を上げて，歯磨きしやすい体勢にします」

ギャッジアップし，歯ブラシを渡しました。

E「今日は朝から調子が悪いんだ！　だいたいトイレに行きたいからコールしたのに，『今行きます，今行きます』となかなか来てくれないじゃないか。やっと来たと思ったら，歯磨きしろなんて」

鈴木「申し訳ありませんでした。他の方に対応しており，遅れたのでしょう」

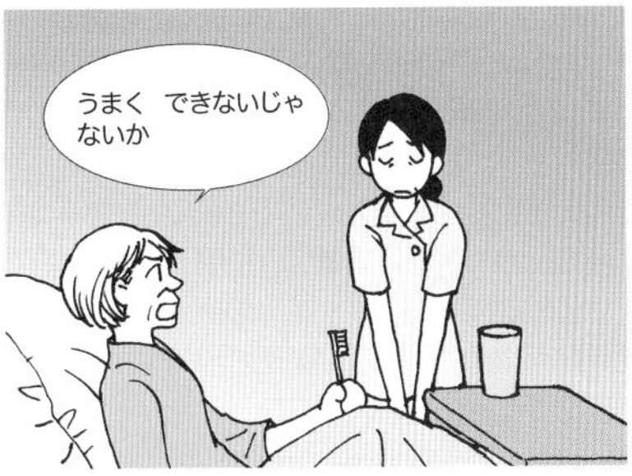

解説

(1) 相手の不機嫌につられない

患者さんは，口腔ケアの介助をしようとしている看護師に八つ当たり気味になっている様子です。患者さんが最初から機嫌が悪そうな際には，“なんでイライラしているのだろう？　何か不都合でもあったのではないか？”と考えるとよいでしょう。

“優しく対応しているのになんで不機嫌なの？”“自分が何かしたっていうの？”などと，相手が不機嫌なのにつられて自分も相手に冷たい態度になることは，プロとして避けることです。

本事例では，組織の代表として「申し訳ありませんでした」と，まずすぐにその対応の不手際を詫びたところは良かったのですが，「他の方に対応しており，遅れたのでしょう」はこちらの事情説明です。正しく伝えてはいますが，場合によってはほかの看護師をかばうような言い方と受け取られ，怒りを増長させる可能性もあります。

患者さんの怒りの度合いが高い場合には，「何でそうなんだ？」と理由を聞かれない限り，あえて内輪の事情は説明しなくてよいでしょう。どうしても納得されない場合は，段階的に状況説明を行うことをお勧めします。

(2) コールの理由を確認

ナースコールをしていたことを鈴木さんは知らなかったのかもしれませんが，患者さんの様子に注意していれば，何か要望があることには気付けたかもしれません。

本事例の場合，患者さんの話をまず聞き，口腔ケアの前にトイレへの介助を申し出るとよかったでしょう。

Point Advice

きちんと患者さんのために動いている別のスタッフのことを悪く言われてしまったり，愚痴をこぼされることがあります。その際に注意したいのは，次の2点です。

①患者さんに同調しない（マイナス評価に同調しない）

×「私もそう思います」

→患者さんが当事者に「○○看護師さんもあなたのこと，気が利かないって言ってたわよ」などと，マイナスコメントが本人に伝わり，院内の人間関係を悪くしてしまう可能性があります。

②組織内の人間をかばい過ぎない

×「私たちみんな一生懸命やっているんです」

→いくらこちら側が一生懸命やっていたとしても結果的に不快な思いをさせてしまった事実があるとしたら，まずはその点をきちんと代わりに詫びることで，それ以上責め立てられることはないでしょう。

ケース2　組織内の不手際に関するクレームへの対応2

病棟にて看護師の鈴木さん

日勤帯の看護師が，入院患者Oさんより「午後7時30分から夫も同席のうえ，医師から病状説明を受けたいので，入浴時間を変更してほしい」との依頼を受けました。医師との約束がとれているものと思い，医師本人にOさんのご主人が同席されることや時間等の確認は行いませんでした。また，夜勤帯の看護師・鈴木さんへは，入浴時間の変更は伝えたものの，医師の説明があることは伝え忘れてしまいました。

夜になり，午後8時半を回った頃，Oさんがナースステーションにやって来ました。

Oさん「先生の話を聞くのに主人が来て，もう1時間も待っています。どうなっているんですか」

鈴木「先生とのお約束ですね。すぐに確認しますので少々お待ちいただけますか」

Oさんのご主人「いや，もう散々待ったし，時間もないので，もう帰る！」

鈴木「大変申し訳ございません！」

その後，看護師が主治医に確認しました。

鈴木「先生，今日午後7時半から病状の説明があるとOさんがおっしゃってましたが，聞いていらっしゃいますか」

医師「確かに説明をすることになっていたけれど，ご主人到着の連絡がなかったので，今日は取りやめかと思っていたよ」

鈴木「実は，来院されて病室で1時間ほどお待ちになっていたのですが，これ以上待てないとお帰りになりました」

医師「なんで連絡をくれなかったんだ！Oさんには申し訳ないことをしてしまった。ひとまず病室にすぐ向かうから」

鈴木「申し訳ありません…」

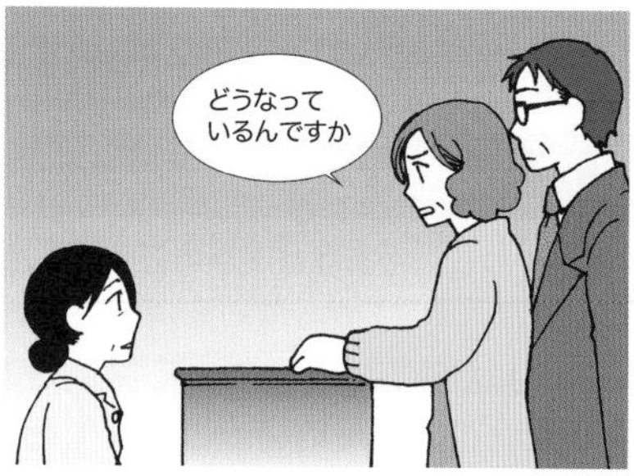

解説

本事例は，日勤帯の看護師が夜勤帯の看護師への申し送りの際，入浴時間の変更は伝えたものの医師の説明があることを伝え忘れただけでなく，医師本人への確認を怠ったためにOさんのご主人に迷惑をかけたケースです。仕事をもっている方が病院に来る時間を作るのは大変なことです。せめて待っている間に途中経過を説明することです。

(1) 組織の代表として心から詫びる

他の職員の不手際ではありますが，組織の代表として代わりに詫びることが大切です。このケースでは，夜勤帯の看護師がきちんと謝っています。この際，「申し送りを受けていない」などと言いわけをしないことです。

また，診療・治療・投薬内容に関わることについては，確認後に対応します。

(2) 善処することを伝える

「以後，このようなことがないよう，申し伝えます」など，再発が起こらないようにする姿勢を伝えます。

ここで注意したいのは，「昼間の看護師さんがちゃんと伝えておいてくれなかったせいだ」など，患者さんが他の職員への不満をもらした際に，同調しないことです。また逆に，「職員も忙しくて，たまたま忘れてしまったのだと思います」など，職員をかばうような発言も患者さんを否定することになりかねません。起きてしまったことに対しては，なぜ起きたかを説明するのではなく，起きたことを心から詫び，今後起きないようにすることを伝えることです。

Point Advice

この事例で良いのは，担当看護師が他看護師の不手際に対し，組織の代表として申し訳なさそうに詫び，すぐ次の行動を起こしている点です。“私は悪くない…”と思うと，表情や語尾語調に出てしまい，相手の怒りを増長しかねません。

また，患者さんやご家族のなかには，おかしいと思っても申し出ることができない方もいます。そこで，職員は普段から笑顔で働きかけ，患者さんらが“話しかけやすい雰囲気作り”に努めましょう。トラブル防止にもつながります。

ケース3 不快感を与えてしまった患者さんへの対応（接遇６原則の実践）

病室にて，看護師の坂井さん

ある4人部屋には，患者Mさんと患者Jさんの2人だけが入院していました。ある日の午後，患者Jさんが検査に行くことになり，看護師が声をかけました。

坂井「Jさん，これから検査です。部屋を離れますので，貴重品を貴重品ボックスに入れて鍵をかけていきましょう」

J「はい」

坂井「盗難が増えていて，物騒ですからね…」

J「えっ，そうなんですか？」

一人部屋に残ったMさんは，非常に不快な思いをされ，入院費の請求書を届けに行った事務職員に，「まるで自分が泥棒扱いされているみたいだ」と訴えました。

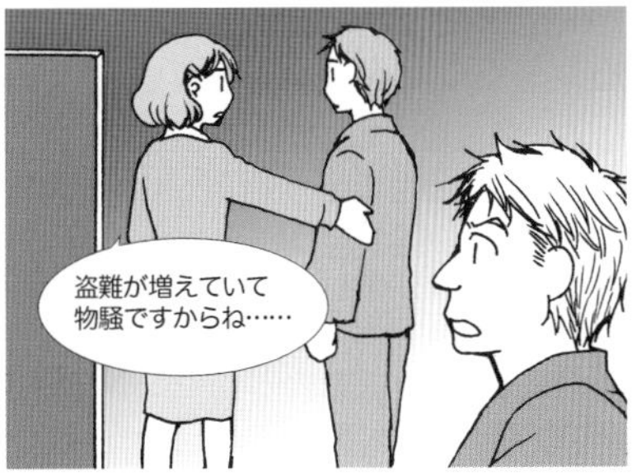

解説

おそらく当人同士に他意はないでしょうが，部屋に一人残された患者さんからすれば，不快な思いをする会話だと思います。

(1) 貴重品の取扱いに関する言葉掛け

貴重品ボックスの使用はどこの医療機関でもある程度常識になっていることと思います。ただし，表現によっては，周りの人に犯人の疑いをかけたようになりかねません。大部屋では，カーテン１枚で仕切られた状態ですから，会話のすべてがよく聞こえています。つまり，誰かが聞いていることを前提に話をする必要があるのです。本事例の場合，誤解を与えないように少し言葉を足す必要があります。

看護師は，「Jさん，これから検査です。病棟は日中扉が開いたままですので，外部からの侵入がしやすい状態になります。部屋を離れる際には，危険ですので貴重品ボックスに鍵をかけていきましょう」などと言うのがよいでしょう。言葉が過ぎても言葉が足りなくても相手に不信感を与えてしまうことがありますので注意したいものです。

(2) 接遇６原則の実践（最重要ポイント）

〈接遇６原則〉

①**見ること**：相手をよく見て応対すること
②**聴くこと**：相手の話によく耳を傾けること
③**届けること**：相手の気持ちを届けること
④**伝えること**：相手に心を伝えること
⑤**意識すること**：常に見られている，聞かれているという客観的意識をもつこと
⑥**安心感を与えること**：安心して来院していただくこと

意識を高めて行動を変えること，そして簡単で単純なことをいかに軽視せず，実践できるかが重要なポイントです。心掛けましょう。

(3) 私語に聞こえる会話

私語を慎むことはもちろんのこと，業務に関する話題でも，誤解を与えるような話し方をしないように心掛けます。

特に，同僚との会話は「ねえねえ，これどうなってたっけ？」「あっ，これはねー」と友達言葉になる傾向があります。また，上司が部下に対して話す言葉も同様に注意が必要です。職場では，同僚，上司から部下であっても敬語を使い，節度ある職場環境を整えることで患者さんに安心感・信頼感を与えます。

Point Advice

患者さんへの配慮は，医療人としての使命といっても過言ではありません。その使命を果たす意味でも，基本行動は一般サービス業以上に気を付けなければなりません。常に見られている，聞かれているという意識をもちましょう。

医療機関は尊い命を預かる場所です。"迅速かつ丁寧に" 行動し，ほほえみを絶やさず多くの患者さんを励まし，手助けしてください。

ケース4　備品を紛失した患者さんへの対応

病室で，看護師の鈴木さん

ベッド上で臥位になっていることが多く，他者の介助なしでは自力で起き上がれない患者Wさん（脳腫瘍で意識レベル1-3）が，テレビのリモコンを紛失してしまいました。ベッド周囲を探しましたが見つからず，本人はいつから不明かわからないと話しています。家族にも，誤って持ち帰っていないかなど確認しました。

鈴木「テレビのリモコンはありましたか？　私たちも探したんですが，見つからないんです」
娘さん「家にもありませんでした」
鈴木「Wさんもいつからなくなったのかわからないようです。ゴミと一緒に捨ててしまったのでしょうか」
娘さん「お父さん，間違って捨ててない？」
Wさん「(無言…)」
鈴木「申し訳ないですが，紛失した場合，弁償していただくのですが，いいでしょうか？」
娘さん「はい，いいですよ。きっとお父さんがなくしたんだから」
鈴木「一階のサービス窓口へお願いします」

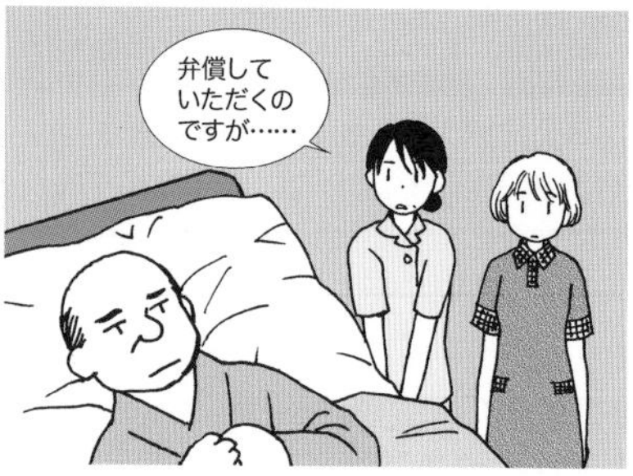

解説

自分の名前を言えず，少し認知症気味の患者さんのケースです。リモコンが紛失し，家族の方が間違って持って帰っていないかなどという話にまで発展しました。

(1) 相手の不手際を責めるような言い方を避ける

この場合，娘さんが“父がなくした可能性が高い”と思っていたため，病院側の不手際ということにはなりませんでしたが，患者である父親の前でこのような会話をした場合，尊厳を大きく損なってしまいかねません。反応は見られなくても実際に不快な思いをしていることもあります。また，娘さんの父に対する対応，看護師の言葉遣いなど，周囲に聞こえた場合，あまり気持ちのよい会話とはいえません。

(2)「弁償」という言葉が与える印象

病棟では，テレビのリモコンに関するトラブルが多いでしょうが，患者側・病院側のどちらのミスによるものか判明できないこともあります。

いずれにせよ，なくなってしまった場合には，リモコンの再購入ということになります。患者さんにその負担を伝える際の言い方には注意が必要です。「弁償」という言葉は相手のミスだと決めつける意味合いも出てきます。したがって，話をする際は，「紛失の際には，再度購入することになりまして，患者さんにご負担していただくことになってしまいます。手続きはこちらで致しますがご了承いただけますでしょうか」などと，丁寧に伝えます。「弁償」という言葉はなるべく使わず，相手が納得できる伝え方をしましょう。

Point Advice

テレビのリモコンの紛失が度重なって起こる場合には，入院のオリエンテーション時に説明を加えるとよいでしょう。

「有償」であることをあらかじめ伝えることで紛失しないよう注意をするようになり，リモコンに関するトラブルはかなり軽減されるはずです。何かが起こりそうな際には，あらかじめ強調して伝えることでいい効果が生まれます。

なお，まだ起きていないことについても事例検討などをして，病棟や外来での具体的な対応方法を決めておくと良いでしょう。判断に迷わない仕組みづくりをしておくことで，トラブルは確実に防げます。

ケース5 配膳ミスで立腹された患者さんへの対応

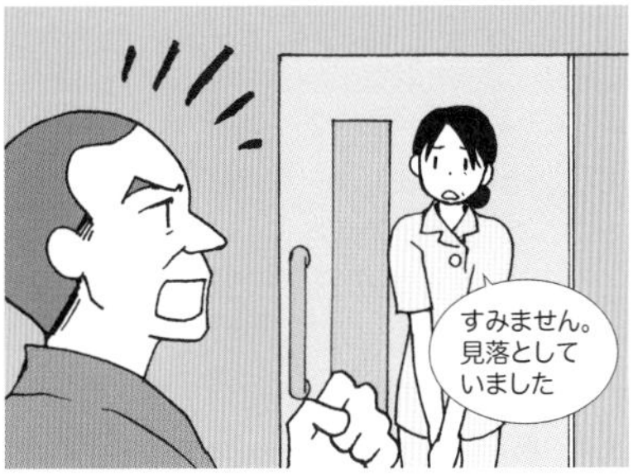

病室で，看護師の鈴木さん

昼食の配膳時に，入院患者Lさんの食事だけが配膳されませんでした。

Lさん「わしの飯はないのか！」
鈴木「すみません。見落としていました。すぐにお持ちします」
Lさん「そんなに無視されているのなら，もう飯は出さなくていい！　自分で買ってくる！」
鈴木「確認が不十分で，申し訳ありません。L様には治療食が出ていますので，できましたら，病院食を召し上がっていただけませんか？」
Lさん「無視するんなら，もういい！　食わん！」

その後，Lさんのもとに病棟師長が治療食を持って訪れ，「このたびは，たいへん申し訳ありませんでした。以後，二度とこのようなことのないようにいたします」と深く詫びたことで，Lさんの機嫌は直りました。

解説

(1) 確認不足による決定的なミス

自分の分の食事がないと，誰でも嫌な気持ちになるものです。患者さんに不快な気持ちをさせてしまったことを素直に詫び，迅速に対応します。

(2) 今までの関わりの振り返り

この患者さんは，「無視された」という言葉を連発しています。これについては，今までの関わりのなかでコミュニケーションは十分であったか，医療機関側の対応を見直してみる必要があります。

ミスなどが起きたときに「やっぱりこうなった」と否定的に受け止められるか，「いつもよくしてもらっているから，まあいいか」「忙しくて看護師さんも大変だから，たまには仕方ない」と肯定的に受け止めてもらえるかは，普段の関わり方によって変わってきます。

Point Advice

本事例の場合，言い訳をしなかった点では良いと思いますが，看護師の「すみません。見落としていました」という言葉は少し言い訳がましい印象を与えています。「申し訳ございません。すぐ確認いたしますのでお待ちください」といって行動を急ぎます。

患者さんは，もっとかまってほしいという思いもあったのではないでしょうか。長時間ではなくても，なるべく声をかける，目を見て働きかけるということを意識し実践するだけでも，患者さんの反応は違ってくることでしょう。

COLUMN 10 方言の使用の注意点

方言は，その土地の風土・雰囲気を表すとても魅力的な言葉です。しかし，筆者がある医療機関で患者さんにヒアリングを行った際，「東京から嫁いできたばかりでまだ方言がよくわからず，ここの言葉で話されると少し疎外感を感じてしまう」との声もありました。医療機関には地域の方だけが来院されるとは限りません。したがって，基本的には標準語で患者さんやご家族にお話をするのが適切と思われます。

ただ，どうしても心を開いてくださらなかったり，地域の言葉のほうが通じやすいという方に関しては，一対一の対話において方言の使用が効果的な場合もあるでしょうから柔軟に使いわけても良いと思います。なお，そばに他の患者さんなど第三者がいる場合は，方言を混じえながらも語調は「です・ます」調とし，節度ある関係が保たれる話し方をしましょう。

ケース6　頻繁にナースコールをする患者さんへの対応

病室にて，看護師の坂井さん

入院から数週間，Eさんはようやくカテーテルを抜くことができました。しかし，まだベッドから動けず，看護師が尿瓶を使って介助しています。カテーテルを外した初日，Eさんは3度目のナースコールをしました。

坂井「どうされましたか」
Eさん「あの，またおしっこが出そうで…」
坂井「さっきもしたばっかりじゃないですか。しかもほんのちょっとだけでしたよ」
Eさん「でも，出そうな気がして…」
坂井「(溜息) 長い間入れていたカテーテルを抜いたばかりのときは，どうしてもおしっこしたい感じになるんですよ。しばらく我慢してください」
Eさん「でも，もらしたら困るし…」
坂井「そのときはシーツ交換も着替えもしますし，おむつもつけますから大丈夫」
Eさん「……」

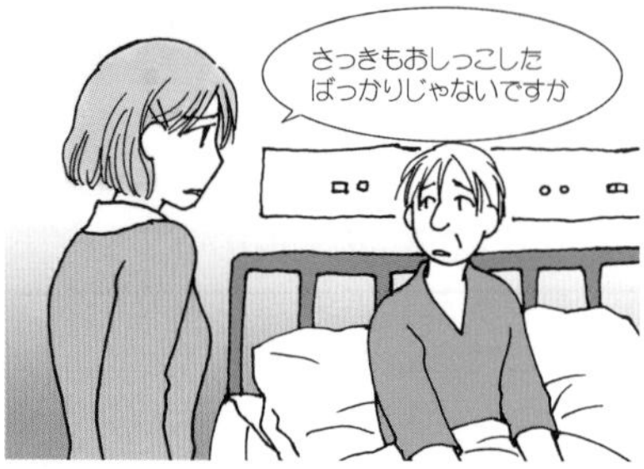
さっきもおしっこした
ばっかりじゃないですか

解説

長い間入れていた尿道カテーテルを抜去した直後は，痛みを感じたり，尿意に対して敏感になることがあります。

(1) 患者に我慢してもらうときの説明

例えば，尿意が頻繁だからという理由だけで尿道カテーテルを入れたり，痛みを訴えるからといって麻酔をむやみにかけるわけにはいかないように，患者さんの訴えを何でもきいていたのでは治療になりません。時には患者さんに我慢してもらって，経過を待つこともありますが，その際は，ただ「我慢しろ」と言うのではなく，理由や今後の経過を丁寧に説明し，理解を得ることが必要です。

(2) 患者の不安に対し鈍感な発言　×

一方で，頻繁に不安を訴えている患者さんに対し，親身な対応も求められます。たとえ結果的に同じ対処をしたとしても，気持ちを理解し，共感していることが伝われば，患者さんの感情は違ったものになります。この事例では，以下のような対応が考えられます。

坂井「尿意を感じるのに出ないのはつらいですよね。もう1回尿瓶を当ててみましょうか。カテーテルを抜いてしばらくは，よくあることなんですよ。でも，ご自分で排尿できるようになったのは，良くなってきている証拠ですから，次はもう少し我慢してみましょうか」
Eさん「でも，もらしたら困るし…」
坂井「ご心配ですよね。もしそうなったときは遠慮なくナースコールしてください。シーツ交換も着替えもしますから安心してください」

排泄は，患者さんにとっては特にナーバスな問題で，自分からは言い出しにくいこともあります。医療者にとっては日常業務の一つであっても，患者さんにとってはそうでないことを肝に銘じ，恥ずかしい思いをさせずに済むよう，配慮した対応を心掛けましょう。

Point Advice

医療機関では，例えば尿瓶で尿を取られるなど，患者さんが，恥ずかしい思いをする場面が多々あります。医療者は，それを治療と割り切れる人とそうでない人がいることを踏まえ，患者さんの希望や思いをくみ取る姿勢が必要です。要望を聞き，それに沿えるかどうかを判断し，添えない場合でも，次善の策を考えなければなりません。事例のように，おもらしはしたくないけど，我慢する自信がない患者さんに対しては，おむつをするほうが，もらすよりはましだという選択肢があります。「心配はないとは思いますが，念のため，おむつをご用意致しましょうか？　そのほうが安心できそうですか？」と，希望を確認することで，思いやりをかたちに表せます。

ケース7 医師の指示を守らない患者さんへの対応

病室にて，看護師の坂井さん

糖尿病で入院中の中年男性Sさんは食べることが大好きで，病院の食事にいつも不満をもらしています。食事制限もあり，自由に間食できない状態ですが，隠れて間食しているところを，看護師の坂井さんが発見しました。

坂井「何をされているんですか」
Sさん「いや，その，ちょっとアンパンを…」
坂井「Sさんは糖尿病なんですから，アンパンなんか食べちゃ駄目でしょう。先生からもそのお話は聞いていますよね」
Sさん「聞いてるよ。でも，お腹が空いてつらいんだよ」
坂井「大人なんですから，ちゃんと我慢なさってください。この調子じゃ，退院してもまた再入院になってしまいますよ」
Sさん「それは困るけど……」
坂井「だったら，ちゃんと決められたことは守ってください」
Sさん「あぁ，はい…」

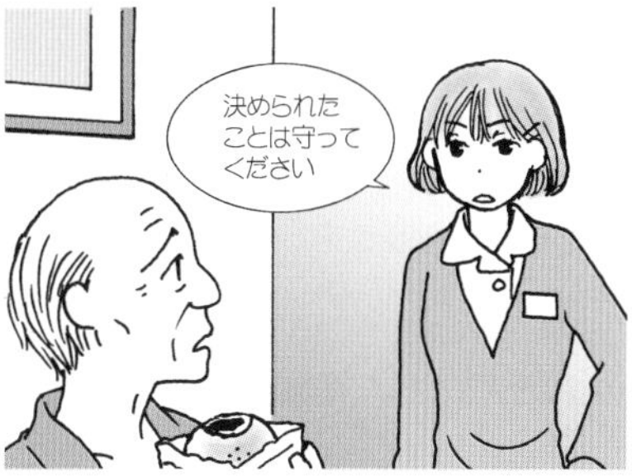

解説

(1) 責めるような注意の仕方　×

治療上の指示には，生活指導，服薬，受診間隔などがありますが，それらが守られないことはしばしばあります。入院中であっても，四六時中見張っているわけではありませんので，事例のようなことも起こり得ます。患者さんのために頑張っているのに，患者さん自身がそれを台無しにしているのでは，医療者としてはむっとすることもあるでしょう。

患者さんが治療上の指示を守らない理由には，以下のような理由があります。

- **怠惰によるもの（忙しい，面倒，忘れたなど）：** 根底には，病気への軽視があると考えられます。
- **思い込みによるもの：** 自分で決めつけているため，それに合わない意見は聞かないタイプ（薬の飲み方を独断で変えるなど）。
- **信念によるもの：** 医師の説明や治療の必要性を理解しながら，それでも本人の信念に基づき，治療を拒絶するタイプ。

事例の場合は，生理的な欲求（お腹が空いた）もありますが，「ちょっとくらいなら」といった病気を甘く見る姿勢もうかがえます。

しかし，治療上の指示を破ったという後ろめたさがある患者さんに対しては，あまり責めても逆効果になります。

(2) 闘病のつらさに共感する

医療者側としては，闘病に対するつらさを受け止めつつ，患者さんの体が心配である思いを伝えて，否定的な言葉は使わずに，患者さんが前向きになれるような提案をしていきましょう。例えば以下のような対応が考えられます。

坂井「お腹が空くのはつらいですね。ただ，間食をされますと，Sさんの体に負担がかかってしまいます。今度，栄養士に，カロリーは変えずにもう少し食事の量を増やせないか，相談してみますね」

Point Advice

糖尿病はあまり自覚症状がないため，自己管理が甘くなる傾向にあります。ただ，いくら患者さんのためだといっても，注意の促し方によってはプライドを傷つけることになりかねませんので，注意が必要です。例えば，「食事制限が守れないと再入院」という抽象的な伝え方ではなく，具体的に「病状が進むと失明することもある」などの情報提供をすると，“困るから頑張る”というモチベーションが生まれます。さらに，健康であればできること，健康でなければできなくなること，などを一緒に考え，できるかぎりご協力・応援をしますという姿勢を示すことで，患者さんの行動変容を促します。

ケース8 リハビリを拒否する患者さんへの対応

病室にて，看護師の鈴木さん

交通事故に遭って入院したMさんは手術後も左腕・左足に麻痺が残り，事故前の状態まで回復するのはむずかしそうです。リハビリを開始後，数回は熱心に行いましたが，やがてリハビリを拒否するようになりました。リハビリの時間になっても動かないMさんに，看護師の鈴木さんが声を掛けました。

鈴木「今日はリハビリに行きましょう」
Mさん「……」
鈴木「駄目ですよ，リハビリに行かなきゃ。このまま動けなくなっちゃいますよ」
Mさん「今だって動けないじゃないか」
鈴木「でも，前よりはちょっと動くようになったじゃないですか」
Mさん「違う，こんなんじゃない！　思ったように動かないし！」
鈴木「しょうがないじゃないですか，事故前とは違うんですよ」
Mさん「もう嫌だ！」
鈴木「頑張らなくちゃ駄目でしょう。リハビリしないともっと悪くなりますよ」
Mさん「……」

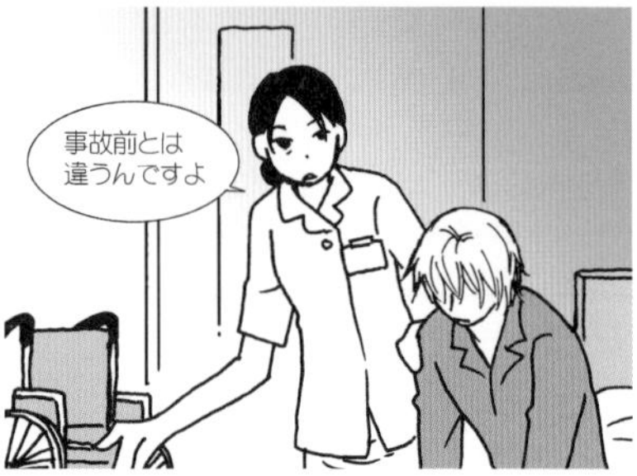

解説

(1) 誰もが障害をもつ可能性がある

人は，事故や病気などで突然，心身の機能低下や異常に見舞われることがあります。しかし，自分の身体に起こった急な変化をすぐに受け入れることはできません。障害には，大きな喪失感，心理的な混乱や苦しみが伴います。

新たな人生を歩むには，失った機能に固執せず，障害を受容し，心理的に克服していくことが必要です。それは，ただ自分の不運を「あきらめる」のとは，似て非なるものです。

(2) 障害を受容できるようになるプロセス

受容できるようになるまでに，精神状態は様々に揺れ動きます。その精神状態は，例えば下記のように分類されています。

①**ショック期**：障害の発生の直後で集中的な治療を受けている段階。感情が鈍く，無関心に見える
②**否認期**：障害を受け入れられない時期
③**混乱期**：他人や自分を責めて，攻撃的になる
④**解決への努力期**：前向きに努力する気持ちになる
⑤**受容期**：価値の転換が完成し，社会や家庭で新しい役割や仕事を得て活動を始める

リハビリにおいて，本人の“障害の受容”は重要な要素です。リハビリの仕事は，障害をもった患者さんを動機づけることから始まります。
そのためには，患者さんが前向きな気持ちになれるよう，①否定形の言葉を使わない，②効果について焦らない，③頑張ることを強調しない（頑張ってもどうにもならないときには，あるがままに気持ちを受け止めたほうがよいこともある）――といった対応が必要です。

また，人体の機能においては，改善だけでなく現状維持も大切です。「リハビリをしないと悪くなる」といった否定的な言い方ではなく，現状維持も大切であることを，時期を選んで伝えていきましょう（特に否認期の場合，逆効果になることもありえます）。

Point Advice

治ってきたことを体感できるときはリハビリも楽しいのですが，効果が出なかったり，頑張りすぎて体に支障が出たときには，リハビリへ向かう気持ちが起きなくなってしまうものです。そんな時には，頑張ろうと言われてもなかなか頑張れません。リハビリで体がよくなるとどんな楽しい未来が待っているかを想像してもらうとよいでしょう。“やらない”より“やる”ほうが得だと思える言葉掛けをして，無理なく自主的に取り組めるようサポートをしていきたいものです。

ケース9　暴言や暴力がある患者さんへの対応

病室にて，准看護師の大森さん

入院患者のKさんは短気で性格が荒く，少しでも気に入らないことがあると看護師に対して暴言を吐いたり，時には暴力を振るうことがあり，要注意人物とされています。

大森「こんにちは，Kさん，お体を拭きにきました」

Kさん「ああ，手早く頼むわ」

大森「はい，わかりました」

大森さんは手際よく，それでいて雑にならないように丁寧にKさんの体を拭いていきます。しかし，姿勢を変えるとき，少しKさんの肩を強めにつかんでしまいました。

Kさん「痛いなー！　何するんだよ！」

Kさんが大森さんを怒鳴りつけて，大森さんの腕を2，3度強く叩きました。

大森「……すみません。気を付けます」

大森さんは謝って清拭を続けました。

Kさん「本当に気が利かないなあ。もっとちゃんと仕事しろよ！」

大森「申し訳ありません」

Kさんの暴言と暴力は日常になっていますが，看護師同士で愚痴を言い合うことはあっても，泣き寝入りの状態です。

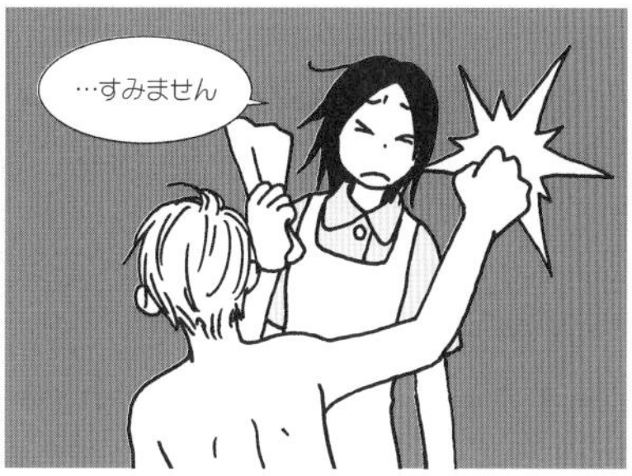

解説

不自由な思いをしている患者さんの気持ちに寄り添うことは医療者として大切なことです。

しかし，暴言や暴力を重ねる患者さんに対して，そのまま耐えているだけでは，医療者が参ってしまいます。

医療者にも安全な場所で働く権利があります。暴言や暴力には以下のような対策を取りましょう。

（1）情報の伝達と共有

患者さんから暴言や暴力を受けた際に，一人で抱え込んではいけません。看護記録などに記載し，必ず上司や同僚に報告しましょう。

しかし，患者さんによっては，人を選んで態度を変えることもあるので，医療者同士でも認識に食い違いが生じることがあります。医療者同士の無用の衝突を避けるためにも，情報交換は欠かせません。看護師長，主治医などにも報告し，場合によっては患者さんの家族にも伝えてもらいましょう。

COLUMN 11　職員同士の言葉遣い

職員同士の会話にも，患者さんは耳を傾けています。「これって，もしかして…」などという会話を聞くと，たとえ仕事の話だとしても，何か噂話をされていると誤解をされてしまうこともあります。要するに職場では，いつ誰に聞かれても誤解を与えないような言葉遣いをする必要があります。

職員間でも敬語を使うことで，互いを尊重し，節度ある職場環境であることを患者さんに伝えることができます。

上司が部下に対してや，先輩が後輩に対して友達言葉や命令口調で話すと，その上下関係が部外者に知られて，「この人はまだ不慣れな人＝頼りない」などと患者さんに職員のランク付けをされてしまうこともあります。特に患者さんの前では，先輩が後輩に「これ，取って」ではなく「これを取ってもらえますか？」と言うなど，職員同士の口調に気を付けていくことも院内コミュニケーション上，重要です。こうした“相手を尊重する姿勢”が患者さんにも伝わるのです。

また，敬語は冷たい感じがするという方もいますが，その表現の仕方（早すぎる口調，甲高い声，目を見ないで話す，顎を上げ気味で話すなど）に問題があることのほうが多いものです。

(2) 複数人での対応

病院は，個室やトイレ，検査室など，他の人の目が届きにくい場所が多い空間です。そのような場所で1対1になるのはよくありません。暴言や暴力がある患者さんに対しては，なるべく複数で対応するようにしましょう。

(3) ルール化とその徹底

患者さんがどのような言動を示したらどのように対応するかを，医療機関でマニュアル化し，職員が知っておくことが必要です。警備員や警察への連絡方法を確立しておきましょう。

また，患者さんにも守ってもらうべきルールを提示しましょう。暴言や暴力を反復する患者さんは，度が過ぎたお客様意識から，「ここは何をしても（暴力を振るっても）大丈夫な場所だ」と認識していることがあります。患者さんの要求がすべて通るわけではないことを認識してもらう必要があります。

Point Advice

医療はサービス業といわれてずいぶん経ちますが，医療に限らず，サービスを受ける側にはなんでもわがままが通ると勘違いをする人がいます。サービスは提供する側と受ける側，双方の感謝の気持ちや信頼関係で成り立つものです。主従関係ではありません。もちろんサービスを提供する側は相手に対して細心の配慮を払い，尊重する対応は基本ですが，ルール違反やマナー違反の方に対してそこに迎合することはないのです。

ただし，サービスを提供する側は，プロとして質の高いサービスを提供するべきであり，そこに落ち度があると“プロ意識が低い”ことに対し，プロ意識が高い同僚が苛立ちを感じてしまいかねません。したがって自分自身の自己研鑽を怠らないことを前提に，“医療人として凛とした態度”で接することです。

人間些細な間違いはプロでもあります。その際には，そのことに関しては謝り，いつまでも引きずらないこと。暴力暴言に対しては組織的対応をしていくことです。

また暴力暴言に対しては，相手がなぜそのような態度をとるのかを改めて聞いてみるとよいでしょう。病気による苛立ちなのか，プライベートな問題での憤りなのか。

所属長が対応し，落ち着いた場所で個別に確認し，すべて聴いたうえで，こちら側もしてほしくないことを率直に伝え，協力を求めます。守っていただけない場合には，入院生活を続けてもらうことがむずかしくなることなど，時にはきびしいことも伝える必要があります。

COLUMN 12　サービス観察レポートの活用

“接遇6原則”である「見る」「聴く」「届ける」「伝える」「意識する」「安心感を与える」――に関し，良い点については見習い，悪い体験は反面教師とするために，具体的な経験をまとめる取組みとして「サービス観察レポート」をご紹介します。

右に挙げるのは，バス案内所でよいと感じたサービスについて記載しています。

令和○年○月○○日
所属　□□クリニック
職種　受付
氏名　○○　○○

サービス観察レポート

【接遇6原則】

□見る　□聴く　□届ける　☑伝える　□意識する　☑安心感を与える
※該当する項目に☑を入れてください（□をクリックでチェックが入ります）

タイトル
バス案内所でよいと感じたサービス

■サービス観察（いつ頃のどんな出来事ですか？）
以前旅行でバスのフリーパスを購入のためバスの案内所へ行った時の出来事です。購入したい旨を伝えたら「どちらへ向かう予定ですか？」と聞いてくださり，他社も含めた一番お得なフリーパスの紹介をしていただきました。また，現在の交通状況を考慮した結果，フリーパスは購入しなくても良いのではとのアドバイスもいただき，購入しませんでした。
観光地でバス会社もフリーパスの種類もいくつかあり，どれがいいのか迷っていたため，とても丁寧な対応で良い旅行のスタートになりました。
■サービス観察を具体的行動にどんな場面で取り込めましたか？
言われたことや聞かれたことだけ実行・返答するのではなく，患者様やスタッフに寄り添った対応を心がけようと改めて思いました。

ケース10 不安を訴える患者家族への対応

病棟ロビーにて，看護師の坂井さん

ご主人のお見舞で毎日病院に通っているUさんは，最近は疲れた表情をしています。看護師の坂井さんが声を掛けました。

坂井「毎日いらっしゃっていますね」
Uさん「この状態はいつまで続くんでしょう」
坂井「それはまだわからないですね」
Uさん「すごく不安で，どこまで続けられるか心配なんですよ」
坂井「まだ始まったばかりですよ。ご家族がそのような態度ではいけませんよ」
Uさん「でも，なんか疲れちゃって…」
坂井「誰でもこういうときは大変ですよ。うちの病院には，遠方から泊り込みで付き添いされているご家族の方もいらっしゃいます。Uさんはご自宅から通えるだけ恵まれていますよ。だから，もう少し頑張りましょう」
Uさん「はい，そうですよね…」

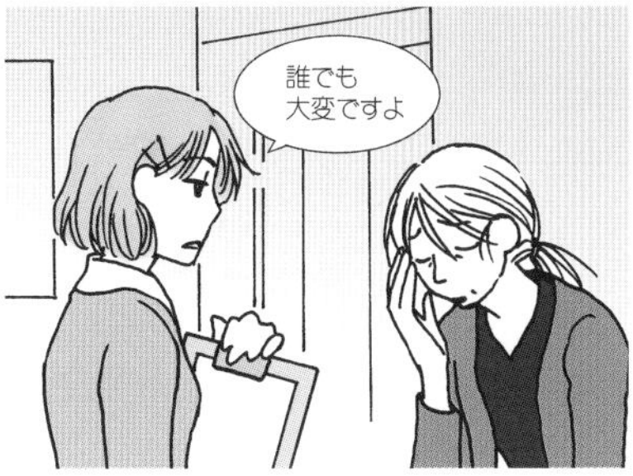

解説

(1) 患者さんのご家族へのフォロー

急な入院は，ご家族の生活を一変させます。ご家族は患者さんにとって，身体的・精神的に大きな支えですから，そのご家族があまりに疲れていたり不安定な状態では，患者さんも安心できません。そのようなとき，患者さんだけでなく，ご家族に対してもフォローが必要です。

心身ともに疲れきっているときは，元気づけようとしても，説教や励ましの言葉は的外れです。「誰でも大変」「ほかにもっと大変な人がいる」では，頑張れない自分は駄目だと感じ，さらに落ち込みかねません。つらいと感じているその人の気持ちと向き合いましょう。

例えばこのような対応が考えられます。

坂井「まだ始まったばかりですから，毎日来なければと思わず，少しお休みになったほうがいいですよ。Uさんがつらそうなお顔をしていたら，○○（患者さん）も悲しみます」

(2) 患者さんのご家族との情報交換は大事

また，治療や看護にあたり，ご家族と協力して情報交換し合うのは大事なことです。ご家族への応対のポイントは下記のとおりです。

- **信頼関係をつくる**：丁寧なあいさつをし，自己紹介をする。患者さんに対する自分の役割をわかりやすく伝える。
- **患者さんに関する情報を得る**：小児患者や高齢者，認知症患者など，意思表示や自己決定のむずかしい患者さんの場合，特にご家族から多くの情報を得るようにする。
- **情報を伝える**：病状や治療方針，服薬についてわかりやすく伝える。
- **面会時の応対に配慮する**：笑顔で迎え，最近の患者さんの様子を伝える。不安そうな様子だったら，明るく言葉をかける。
- **終末期の患者さんのご家族**：よりいっそう温かくきめ細かいかかわりを心掛ける。

Point Advice

家族は，患者さんを励ますために，自分も不安でたまらない状態を隠しつつ気丈に振る舞わねばならず，精神バランスをとるのが大変です。勇気づけるよりは，“寄り添うような姿勢”で接します。誰かに何でもいいから少しだけ話を聞いてほしいという時に，医療者にちらっと自分の本音や愚痴をこぼすものです。自分一人で背負わず一緒に回復に向けて頑張りましょうという気持ちを表すことが大切です。「私達がついていますので，安心して少しご自宅で休んでください。何か変化がありましたらすぐにご連絡致します」と，優しくいたわりの言葉を掛けましょう。

ケース11 気むずかしい患者家族への対応

入院窓口にて，医事課の田中さん

長期入院患者YさんのI奥さんIさんは，気むずかしくクレームも多い方でした。そんなIさんが，入院費の支払いのため，入退院窓口にやって来ました。窓口には医事課の伊藤さん1人しかおらず，数人が並んでいました。Iさんは待つことに苛立っていましたが，伊藤さんは目の前の患者さんの応対に忙しく，気付きませんでした。

Iさん「（大声で）ちょっと，他の人いないの?!」

奥のほうにいた医事課の田中くんが気付いて，急いで窓口にやって来ました。

田中「お待たせいたしました。こちらへどうぞ」

Iさんは田中くんのところへ移動し，伊藤さんを見ながら言いました。

Iさん「私，あの人は好きじゃないわ。無視されたから」

田中くんは，Iさんを怒らせまいとその話題には触れず，にこやかに入金手続きを進めました。

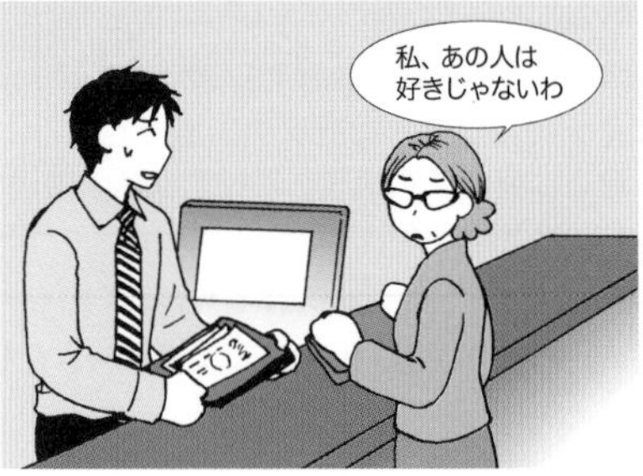

解説

窓口が混み合っており，多少対応が遅れはしましたが，すぐに他の職員がフォローしました。せっかちなIさんは，他の方に対応していた吉田さんに“無視された”と思い込み，それがそのまま人物評価につながってしまいました。

(1) 根にもつタイプの方に対するその後の対応

Iさんのように根にもつタイプの方がいらした際，気分を逆なでしないように，常におこらせた職員とは別の職員対応ができれば良いのですが，どうしても本人が対応せざるを得ないこともあるでしょう。そうした場合，「職員からIさんのお気持ちをうかがいました。その節は，不快な思いをさせてしまい申し訳ございませんでした」とさりげなく一言添えるとよいでしょう。一度伝えれば，毎回詫びることはありません。

また，本事例のIさんのように，「あの人」「無視された」と，はっきりと伝えてくるとは限りません。表情などから不快感などが読み取れる際には，対応した職員本人が気持ちを込めて詫びることです。

(2) 他の職員から患者の思いを聞いた場合

吉田さんの場合，Iさんから直接「無視された」「好きじゃない」と言われたのではなく，他の職員から伝えられました。よって，Iさんには他の患者さんと同じように普通に穏やかに対応すればよいと思います。なお，応対中に相手が怪訝な表情や不快な態度を露わにした際には，「何かお気に障ることがございましたでしょうか？」と率直にうかがうとよいでしょう。ただその場合，不快な記憶が再燃する可能性もありリスクを伴いますが，後々まで引きずるよりははっきりさせたほうが双方にとってよいのではないでしょうか。相手にもよりますので，上司に相談し，どんな方法がよいか判断しましょう。

Point Advice

他の職員のことを悪く言われた際には，「大変不快な思いをさせてしまい，申し訳ございません。以後このようなことがないよう，努めて参ります」「本人に申し伝えてもよろしいでしょうか？」と組織の代表として詫びるとともに，そのことを本人に伝えてよいかどうかを必ず確認します。

勝手に伝えてしまうと「本人に言ってほしいと言った覚えはない！」ともなりかねません。ちょっと愚痴をこぼしたかっただけで，本人には伝えてほしくないということもあるのです。判断に迷う際には表情から察するだけではなく，本人に「確認」し，不快感を増長させないよう注意しましょう。そして，注意が必要な患者さんについては情報を共有し，チームで対応することで個人への攻撃を避けましょう。

ケース12 面会者への対応

ナースステーションにて，看護師の坂井さん

入院患者Bさんに面会に来たCさんが，ナースステーションで仕事中の看護師・坂井さんに声を掛けました。

Cさん「すみません，Bさんの面会に来たんですが，どうしたらよいですか」

坂井「そこの紙に名前と住所を書いてください」（Cさんの顔も見ず，カウンターに置いてある面会簿を指差して）

Cさんが面会簿に名前と住所を書きました。

坂井「Bさんの病室は1204号室ですから，そちら側です」（病室のほうを指差す）

Cさん「どうもありがとうございました」

Cさんは指差されたほうへ向かいましたが，また戻ってきました。

Cさん「すみません，ネームプレートが出ていなくてわからないので，もう一度教えていただけませんか」

坂井（書類を整理しながらCさんを見ずに）「だから1204号室です」

Cさん「…お忙しいところをすみませんでした」

解説

このやりとりにはいくつかの問題があります。

(1) 面会簿の説明もなく記入を促す

「そこの紙」では面会者には何のことかわかりません。「面会簿」と書いてあったとしても，一言説明があるべきです。まして，そこに書いていただくのは名前などの個人情報です。

また，書いていただくときも，「書いてください」といった命令調ではなく「お手数ですが，ご記入お願いできますでしょうか」といったように，依頼形式にするとよいでしょう。全体的に会話が柔らかくなり，相手の人格を尊重する表現につながります。

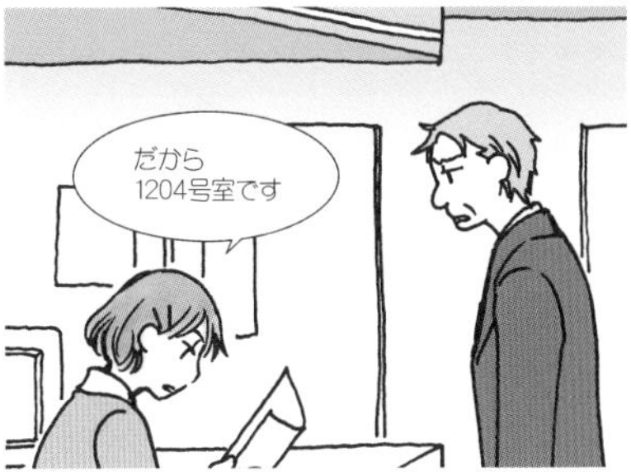

(2) 患者さんに面会していいのか確認もせずに病室を教える

患者さんと面会者の関係は様々です。治療中の患者さんにとっては会いたくない可能性もあります。面会者が来た場合，患者さんに面会してよいかどうか確認してから病室番号を伝えるようにしましょう。

(3) おざなりな対応をする

病室番号さえわかれば辿りつけて当たり前と思うのは，普段からそこで仕事をしている人の考え方です。初めて訪れた人にとっては，病室前にネームプレートが出ていればともかく，病室番号だけでは迷ったりわからなくなることもありえます。

面会者を病室まで案内する，それが無理であれば「この廊下の突き当たりを右に曲がって2番目のお部屋です」など，具体的に場所を伝える，といった対応も必要です。

また，たとえ忙しくても，きちんと目線を合わせてお話しするのが基本です。

Point Advice

院内の様子はわかりにくいことを意識し，面会者を含め来院者に親切に対応することを心掛けましょう。

最近は，多くの病院で，入院時に患者さんに面会者につないでよいか確認をとることが増えています。注意したいのは，「すべてお断りする」場合，面会者にどう対応するかです。「病状により安静をとらなければならず，大変申し訳ありませんが，面会はむずかしい状況です。お名前をお伺いし，伝言があれば代わりにお伝え致します」等，病状を理由にすると面会者もあきらめがつきます。ただし，事実でないと，後々かえってトラブルになることもあります。

ケース13 入院患者さんからの頂き物への対応

ナースステーションにて，看護師の堺さん

退院が決まった患者Uさんが，お世話になった御礼にとアイスを持ってきました。

Uさん「看護師さん，これ，みんなで食べて」
堺「お気持ちだけで十分ですよ」
Uさん「そんなこと言わないで。お世話になったから，ほんとに気持ちなんだから」
堺「いただけないんですよ。お気持ちだけありがたくいただきますね」
Uさん「いや，そんなこと言われても…。こんなにいっぱいあるから，ぜひもらってよ」
堺「ご家族の方に持って帰ってもらってはどうですか」
Uさん「もう帰っちゃったもん」

Uさんがリハビリに行ってしまったため，いったんナースステーションでアイスを預かり，翌日迎えに来た妻に持ち帰ってもらった。

妻「かえって迷惑だからやめなさいって言ったんですが，言うことを聞かなくて。ご迷惑をおかけして申し訳ありませんでした」

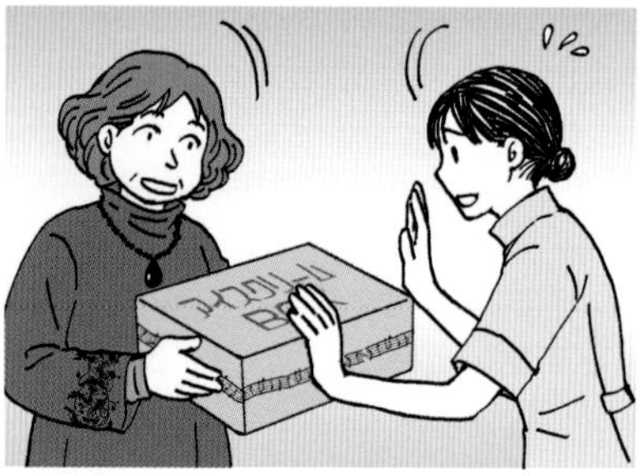

解説

医療機関では，原則，患者さんからの頂き物は受け取らないというルールにしているところが多いと思います。しかし，それを明示しているにもかかわらず，事例のようなことが実際に起こり，対応に迷うのではないでしょうか。

似たような事例に，患者さんから高級なお弁当をいただいた，病棟に牡蠣などの生ものを持ってこられて困ったなどがあります。また，ある病院では，患者さんのご家族がケーキを購入してナースステーションに届けてくださったのですが，病棟師長がどうしても受け取れない旨伝えたところ，その場に投げつけて帰られたという話も聞きます。

(1) 例外ルールを設けるか否か

現場の責任者の判断にもなりますが，例外ルールを設けるかどうかがポイントになります。

ただし，院内の一部の部署がそれをすることにより「△△病棟は受け取ってくれたのに，ここはなぜ受け取ってくれないのか」などということも起こり得ます。各組織で，このようなことが起きた場合，どのように対応するかをあらかじめルール化しておくことが望まれます。

(2) 感謝の気持ちを忘れずに伝える

事例では，最後に奥様が謝っていますが，そのあとに医療者側が，「お気持ちを届けてくださったことは私たちもとても嬉しいことです。こちらこそいただくことが叶わず申し訳ございません。ありがとうございました」などと伝えられれば，奥様も気持ちが晴れやかになったのではないでしょうか。ルール違反と言えども，嬉しい気持ちを伝えてくださったことには間違いありません。感謝の言葉を伝えることを忘れないようにしましょう。

Point Advice

この事例について，三段階で評価をすると，次のようになります。

◎グッドポイント（良い点）
①院内のルールを守っている
②相手の心証を考えた言葉遣いをしている

△チャレンジポイント（課題）
①患者からの感謝の気持ちを全面的に受け取ることができなかった
②奥様にお詫びの言葉を言わせてしまった

☆リクエストポイント（改善案）
「原則いただけないことになっておりますが，今回はありがたくいただくことに致します。お気遣いありがとうございました」との例外的対応をすることも検討できるかと思います。

5 高齢者・障害者編

ケース1 耳が遠い患者さんへの対応

検査室にて，検査技師の小林さん

耳が遠い高齢の患者Dさんに，検査を実施することになりました。新人検査技師の小林さんは，上司からの指示で患者さんの誘導と検査に関する説明を行うことになりました。

小林「こちらにどうぞおかけください」
手を添えて案内する。

小林「これから，診察に必要なデータをとらせていただきます」
Dさん「は？」
小林「これから，診察に必要なデータをとらせていただきます」
Dさん「は？」
小林「(語尾語調を強くし) これから！　診察に！　必要なデータをとらせて！　いただきます！」
Dさんが，きょとんとしている。

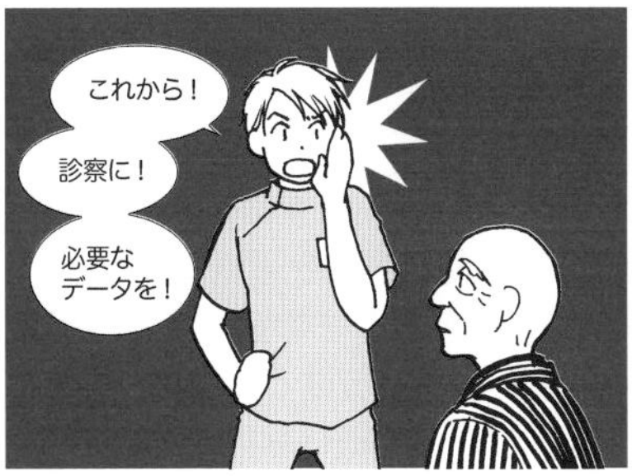

解説

こちらが話したあとに患者さんから聞き返された際には，注意が必要です。

まずは，心の持ち方です。“自分はきちんと伝えているのに理解しないほうが悪い”というような気持ちをもたないことです。特にご高齢の方については，補聴器をつけないまでも加齢による難聴の方が多く，きちんと聞き取れなかったということのほうが多いでしょう。

また，相手が“理解しよう”という姿勢で集中して話を聞いていない場合もあるかもしれませんが，身体の不調や病気のことが心配で上の空になっている患者さんもいるでしょう。

様々な方への配慮が必要です。

Point Advice

すべてのご高齢の方の耳が遠いわけではありませんが，会話を進めていくなかで，聞きとりにくそうな方は多いものです。その際，次のようなことに配慮しましょう。

①ご高齢の方は耳が遠くて聞きとりにくいと決めつけて，最初から大きな声で話さないこと。
②「は？」などと聞き返された際には，聞きとりにくいのだと判断し，同じペース，同じ声のトーンで繰り返さないこと。
③大きすぎる発声や語尾を強くし過ぎると，周りから見たら「命令」に聞こえてしまいかねません。一語一語区切るようにして伝えること。
④面倒くさそうな対応をしないこと。
⑤言葉と言葉をつなげないように，重なって聞こえないように工夫すること。

これらのことを心掛け，相手を尊重する気持ちをもちながら優しく対応することが大切です。

COLUMN 13 医療機関における敬語の使用

「敬語はよそよそしく，相手との距離感を感じさせる」という人がいます。しかし，医療機関の患者さんは企業でいえばお客様であり，当院を選んでいただきありがたいとの感謝の気持ちで迎え入れる必要のある方々です。最近は，人との距離感をきちんと保ちたいと思われる方が増えています。言葉遣いに関しても，敬語が不十分な場合には「馴れ馴れしい」「下に見られた」など不快に思われる方もいます。特に注意したい点は，「ここにおいておさますからねー」など，語尾に「ね」をつけて伸ばす言い方です。「馬鹿にされた」「子供扱いされた」などと，マイナスイメージを与えてしまうことがありますので注意しましょう。

ケース2　マナー違反の患者さんへの対応

病室にて，看護師の鈴木さん

ラジオの大音量が廊下まで聞こえてきたため，看護師が病室を訪れると，Cさんがイヤホンなしでラジオを聞いていました。

「ボリュームを少し下げてもらえませんか」と声を掛けると，看護師の言葉には従ったのですが，すぐに心の内を露わにしました。

Cさん「わしのラジオの音がうるさいなら，奥のおっさんたちはどうだ？　大きな声で，うるさくて眠れない」

看護師は廊下に出て確認し，

鈴木「奥とは北側でしょうか。その旨をご本人にお伝えすればいいでしょうか」

Cさん「ああ。そうしてくれ」

看護師は903号室に行きました。

鈴木「よそのお部屋の方が，お話の声が少し気になるとおっしゃっています。すみませんが，もう少しトーンダウンをお願いできますか」

Sさん「そうか。ちょっとにぎやかすぎたかな。わかったよ」

鈴木「すみません，私はあまり感じませんが，そのように思われる方もいらっしゃるようですので，お願いします」

看護師は，Cさんのところへ行き，903号室の患者さんにお伝えした旨を報告しました。

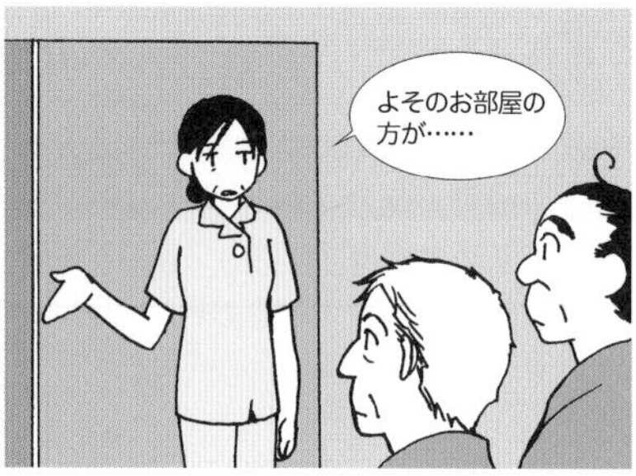

解説

(1) 入院時説明を徹底していたか

入院時の説明の際，ラジオやテレビについては，イヤホンを使用していただくよう伝える必要があります。また，相手に伝わるような説明であるかも重要です。例えば，大事な部分（イヤホンを使用すること）にマーカーを引くなどすると良いでしょう。あとから見て説明が済んでいることがわかれば，行動の改善をしていただける可能性が高まります。

(2) マナー違反の患者さんへの行動変容依頼

まずは，事実の確認を行います。

「大変申し訳ございません。こちらの説明不足かもしれませんが，ラジオ・テレビをつける際にはイヤホンをつけていただくようお願いしているのですが，イヤホンはお持ちでしょうか」

次に，理由を説明し，納得したうえで協力いただけるよう要請します。

「大変申し訳ございませんが，様々な方が入院されています。ほんのわずかな音でも気にされて眠れない方もおり，トラブルになるケースもあります。ご協力いただけないでしょうか」

(3) 患者さんの行動変容を促す方法

本事例では，「よそのお部屋から言われました」と伝えていますが，患者さんの気持ちを考慮すると適切ではありません。廊下ですれ違う誰かが告げ口したのだと不信感を募らせてしまいます。例えば次のような方法もあります。

看護師「山田さん，調子はいかがですか？」
山田「うん，おかげさまでいい感じだよ」
看護師「それはよかったです。（一呼吸置いてから）大変申し訳ございません。実は患者さんのご家族から，お部屋で盛り上がっている声が気になるとのご指摘がありました。私はあまり気になりませんが，少し抑え目にしていただけると助かります。ご協力いただけますか？」

なお，本事例のように「私はあまり感じないのですが」と一言付け加える配慮も必要です。特に，苦情主の言いがかり（実際には迷惑レベルに達していない）だと感じられる場合には，必ず必要です。

Point Advice

患者さん同士のトラブルの調整は，非常にむずかしい問題です。間接的に事実を伝えても，「誰が？」と追及されたり，関係を悪化させる可能性もあります。望ましいのは，職員が気付いたときにその場で指摘する（命令型ではなく依頼型）ことです。患者さんに病以外の苦痛が増えないように努めるのも，医療従事者の役割です。

ケース3 薬の数が違うと主張する患者さんへの対応

病室にて，看護師の鈴木さん

患者Mさんから，「薬の数が違う」という訴えがありました。Mさんは，最近認知症の症状が出始めています。

Mさん「30日分もらったはずなのに，この薬だけ14日分しかない」

鈴木「薬剤部に確認いたします」

看護師が薬剤部に電話をかけました。

薬剤師「間違いなく30日分お渡ししています」

電話を切ったあとMさんのもとへ行き，

鈴木「薬剤部に確認したところ，30日分すべてのお薬をお渡ししているとのことですが，ご確認いただけますか？」

Mさん「薬の管理は1日分ごとにしている。今まで間違ったことなんか一度だってない！」

医師と相談し，病院負担にて追加処方してもらいました。

鈴木「次回よりお薬をお渡しするときには，薬剤師2名以上でうかがい，三浦さんと一緒に内容を確認させていただくようにいたします」

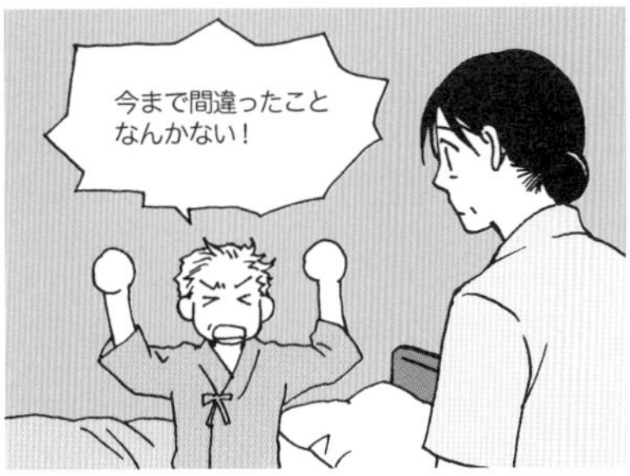

解説

実際に説明をしたのに「そんなこと聞いてない」，検査の日をご本人が勘違いされているのに「この日に間違いない」――といったことが，ご高齢の患者さんの場合，起こりがちです。

（1）複数対応

しばしば起こりがちな例ですが，たとえ患者さんがなくしてしまったのだとしても，あとからの確認では，事実の把握はむずかしくなります。そこで，同じことが起こらないように，複数名で内容に誤りがないようしっかり確認し，情報共有を行っていくことも重要なポイントになります。

（2）家族の同伴

認知症が進むと，いくら複数名でその時その場の出来事を説明したとしても「覚えていない」「聞いていない」との反応が返ってくることに変わりはないと思われます。

したがって，同様のトラブルを防ぐため，また患者さんに正しい投薬を行うためにも，患者さんのご家族に同伴をお願いし，共に説明を聞いてくださるようにお願いするのもよい方法であると思われます。

Point Advice

総合受付では，その職種柄，患者さんからの訴えに即答できないことも多いと思われます。間接的に関わることになりますが，医師や看護師への引き継ぎの良し悪しで患者さんの心証がずいぶん変わってきますので，かなり重要な役割だと認識していただくことが重要です。

事務的な対応ではなく，びくびくすることもなく，親身にその方の立場に立ち，迅速な応対が求められます。すぐに答えることはできなくても，医療現場の職員の一員として，専門職員の誰に確認すれば答えを得ることができるかは把握しているわけですから，ここは自信をもち，対応に臨みましょう。

また，知らないことを聞かれたとき，「わかりかねます」という「わからない」を丁寧にした言葉遣いがありますが，場合によっては冷たさを感じさせてしまいます。できるだけ「わかりかねます」は使わずに，「確認致しますのでお待ちいただけますか？」と伝え，その先の行動を急ぎましょう。

ケース4　高齢患者さんへの対応

病室にて，准看護師の大森さん

高齢の女性患者Yさんが食事をしています。Yさんは右手に障害があり，噛んだり飲み込んだりする力も衰えてきています。介助役は准看護師の大森さんです。

大森「はい，次はこれを食べてくださいね」

大森さんが軟らかく煮込まれた煮物の器を，Yさんの前に突き出します。

Yさんがスプーンで煮物をすくってゆっくりと口元に運びますが，口元に届くまでに前掛けにこぼれてしまいました。

大森「あらあら，しょうがないですね」

Yさんはスプーンを口に入れますが，その口元からも少しこぼれてしまいました。

大森「本当によくこぼしますねぇ」
Yさん「……」

Yさんは次にお粥をすくって口元に運びました。今度はほとんどこぼさずに飲み込めました。

大森「おばあちゃん，今度はこぼさずによく食べられましたねー！」

大森さんがYさんを褒めましたが，Yさんは不機嫌になり，スプーンを置いてしまいました。

Yさん「もういらん」
大森「どうして？　もう少し食べましょうよ。お粥もまだだいぶ残っていますし」
Yさん「いらんと言ったらいらん！」

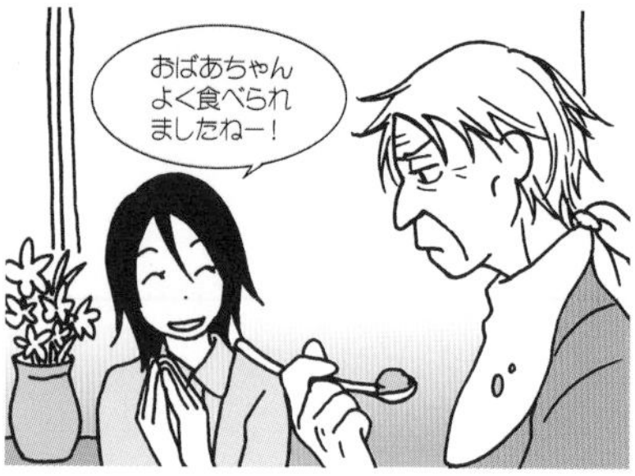

解説

このやりとりにはいくつかの問題があります。

(1) 失敗をけなすように指摘する　×

大森さんはYさんが煮物をこぼしたことを否定的に指摘しています。失敗したことを恥ずかしく思う気持ちは皆同じです。ましてや，それまでできていたことができなくなった高齢者の方であればなおさらです。できないことをあげつらうような発言は禁句です。

では，どのような対応がよかったのでしょうか。例えばこのような対応が考えられます。

> **大森**「あとできれいにしますから，ゆっくり食べてくださいね。ご自身の力で食べられることが大事なんですよ」

(2)「おばあちゃん」と呼ぶ　×

親しみを込めているつもりなのかもしれませんが，Yさんは大森さんの祖母ではありません。「Yさん」とお名前で呼び，相手の人格を尊重し，敬意をもって接する必要があります。

(3) 子ども扱いをする　×

褒めることは大切ですが，子どもを褒めるような言い方では逆効果です。逆に患者さんのプライドが傷つくことがあります。患者さんの家族にとっても，自分の親や祖父母が子ども扱いされるのは不愉快なものです。

＊　＊　＊

高齢化社会が進むにつれ，医療機関や福祉施設でも高齢の患者さんが増えています。若い頃は体力，思考力，記憶力，知識，意欲など様々な能力が旺盛ですが，年をとるにつれ，失ったと感じるものは多くなっていきます。しかし，心身の機能が衰えても，それまでの長い人生で培ってきた経験，価値観やプライドなどから，「老人扱い」を嫌う方は少なくありません。対応に気を付けましょう。

Point Advice

高齢の患者さんは，人生の先輩でもあります。プライドを傷つけないためにも相手を尊重した対応が求められます。気にしない方も確かにいますが，たとえ本人が気にしていなくても，来院されたご家族が憤慨されることもあります。気にする人にも気にしない人にも分け隔てなく対応しましょう。“自分の恩師に対してどう接するか”と想像すれば，言葉遣いにも配慮できます。

ケース5 認知症の患者さんへの対応

療養病棟にて，看護師の鈴木さん

療養病棟に入院中の女性患者Aさんには認知症があります。お子さんたちは皆独立していて，入院前は1人暮らしをしていました。

大雨の日に，Aさんが突然外に出ようとしたので，看護師の鈴木さんが慌ててAさんを止めました。

鈴木「Aさん，どうしたんですか」

Aさん「ひどい雨だから，学校に子どもを迎えに行かなきゃと思って」

鈴木「Aさんのお子さんはもう大人でしょう！　学校には行っていませんよ」

Aさん「何を言っているんですか。あの子はいつも傘を忘れるんです。ずぶ濡れになって風邪を引いてしまう」

鈴木「もう自分で傘ぐらい調達できますよ。ほら，もう病室に戻りましょう！」

鈴木さんがAさんを強引に連れて行きます。

Aさん「でも……」

鈴木「面倒をかけさせないでくださいよ！」

Aさん「……」

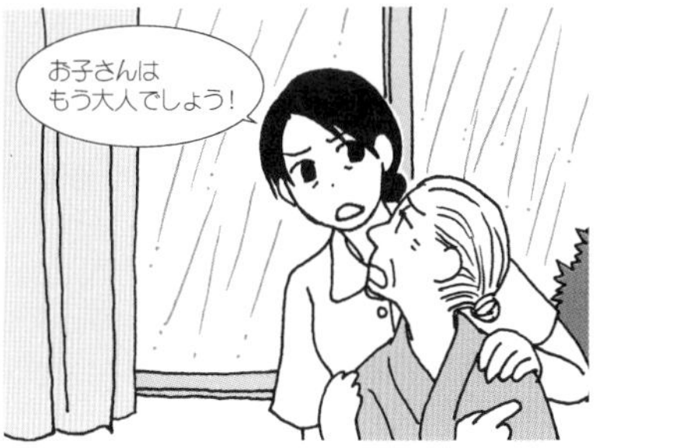

解説

(1) 言動を否定する発言　×

このやり取りでは，Aさんが外で危険な目に遭わないようにするために，職員はAさんの気持ちを封じ込めてしまいました。

確かに，Aさんのお子さんは成人していて，母親の迎えが必要な子どもではないのは事実です。事実とは合わない不合理な言動に，つい声も荒くなってしまうのかもしれません。

しかし，このときのAさんは子どものために傘を届けてあげていた頃の世界で生きているのです。子どもを迎えにいくのがAさんの務めの一つだったのですから，それを違うと否定することは，このときのAさんの立場を否定することになります。自分を否定されることは自尊心が傷つけられ，気力を減退させることにもつながりかねません。

(2) 患者さんの気持ちを受け止める

では，どのように対応したらよかったのでしょう。例えばこのような対応が考えられます。

> **鈴木**「雨だから傘がないと大変ですよね。では，私が代わりにお子さんを迎えに行きますから，Aさんはお部屋で待っていてください」

対応例では，突然よみがえった記憶にしたがって行動しようとするAさんの気持ちをいったん受け止め，記憶の世界のAさんと会話をするというかたちで対応しています。

認知症の患者さんの間違った行動に対し，叱ったり，説得したり，強制的に指導することは「屈辱感」として残り，自尊心を傷つけてしまいます。危険を伴わない状況であれば，①叱らない，②否定しない，③訂正しない，④説得しないことを心掛けましょう。

接遇の基本は，相手の立場になって考え，行動することにあります。こちら側の考えを押しつけることは慎まなければなりません。

Point Advice

医療人として必要なのは，自分軸ではなく，相手軸で物事を考えることです。例えば，「何でこんな手こずらせるの!?」と思うのと，「Aさんは認知症を患っているからその症状が出ているんだわ。合わせてあげよう」と思うのとでは，相手の心の落ち着きがかなり変わります。客観視する力が必要です。

ある介護施設で，現役時代に会長職に就かれていた認知症患者に，職員が「会長」と呼びかけたら，驚くほど普通に話し始めたのだそうです。ほどよく合わせることで安定した例です。

ケース6 気むずかしい患者家族への対応

会計受付にて，医事課の吉田さん

学校でけがをした孫を祖母（70歳）のEさんが耳鼻科へ連れてきました。診察を受けるまでに2時間待ち，非常に疲れた様子でした。紹介状がなかったため，Eさんには，保険外併用療養費制度の対象となることを受付職員が説明していました。会計時にも同様の説明を受けましたが，納得がいかない様子です。

吉田「紹介状がない患者さんには保険外併用療養費に係る特別の料金を別途お支払いいただくことになっておりますが，よろしいでしょうか？」

Eさん「私は納得できない！　お金がないわけじゃない！　でも納得いかない」

吉田「そう言われましても，国の決まりごととなっており，お支払いいただかないわけにはいかないのです」

Eさん「知っているわ！　だけど，緊急で紹介状をもらう余裕なんてなかった。設備も整っているからこっちに来たのに」

そこで，医事課長が対応し，丁寧に説明をしましたが，聞く耳をもたず「払えっていうなら払う！」と支払いはしたものの，Eさんは怒って帰られました。

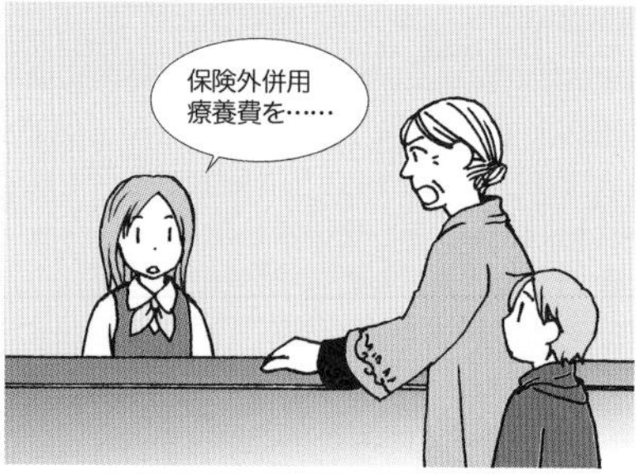

解説

Eさんには，二次対応（上司）も行って説明をしましたが，結果的には納得されず，しかし支払いはして帰られました。Eさんは，①学校でのけがで，急いでいたから紹介状など書いてもらえなかった。それなのに特別の料金を請求されるのはおかしい，②緊急であるにもかかわらず2時間近く待たされた——という２点について繰り返していました。

(1) 医療制度を知らない方への説明

本事例は，診療所でかかりつけ医に診断してもらう→必要があれば医師に紹介状を書いてもらう→紹介状を持参して大病院にかかる——という受診の流れであれば問題は起こらなかったケースです。実際，“大病院のほうが設備も充実している”といった理由で，紹介状なしに来院される方も多く見られます。そうした患者さんは，特別の料金がかかってもよいということで来院されているものとみなされますが，もちろん受付時には必ず説明が必要です。本事例の場合，Eさんは受付で事前に説明を受けたうえで受診をしており，支払いを承知されたという解釈にならざるを得ません。

ただEさんの場合，ご高齢の方であり，長い待ち時間に疲弊して感情的になってしまったのかもしれません。それに対するお詫びや共感の気持ちをもっと出したほうがよいでしょう。

(2) 自己主張の強い患者さんへの対応

声を大にして何かを訴えると，意のままになると思い込んでいる人がいます。そうした高圧的な態度にひるまないよう，自分自身をしっかりもち，プロとしてきちんと必要事項を伝え，納得してもらう必要があります。たとえ「納得できない」と言っても，公的に支払義務があるものについては，きちんと支払をしていただくというスタンスで臨みます。このやりとりの際には，相手の高圧的な態度につられないよう注意が必要です。

Point Advice

クレーム対応のポイントの１つは，“マイナス要素につられないこと”です。相手が高圧的な態度であったり怒りを露わにしていても，冷静に対応します。冷静とは，“いい意味でのマイペースを保つ”ことです。声を荒げる相手に対してもいつもの声のトーンで対応することで，いつしか相手をこちらの穏やかなペースに巻き込むことが期待できます。そうなれば，敵対ではなく双方向のコミュニケーションがとれるようになります。

ケース7 面会制限のあるなかでの患者家族への対応

病棟にて，看護師の境さん

患者さんの荷物をお持ちいただいたご家族より，最近の患者さん（お母様）の様子を尋ねられ簡単に説明しました。

ご家族「心配なので，病棟から母の様子を電話で毎日連絡してほしいんです」

境「申し訳ありませんが，お母様のご様子を電話で毎日伝えることはできません。すべての患者様でそのような対応は行っていませんし，毎日担当の看護師は変わりますから」

ご家族「では，毎日面会に来ます」

境「病棟に来ていただくことは可能ですが，面会はできませんよ」

毎日電話をするという対応はできかねることと，面会はできないことを何度か説明しましたが，ご理解いただくのがむずかしく，病棟師長に相談し対応してもらいました。その後，納得して帰られました。

解説

ご家族としては一目でもご本人に会いたいという気持ちがあるかと思います。“むずかしいかもしれないが可能であれば叶えてほしい”という思いに寄り添った対応・お声がけを行い，自院のルールに沿った対応ができるようにしましょう。

(1) 当院のルールのお伝えの仕方

お伝えするときは言い切り型（～ください）ではなく依頼形（～していただけますか・いただけますでしょうか？）でお伝えし，“ルールだからできない”という強い印象を与えてしまわないようにします。

また，代替案をお伝えするのも有効です。**「お手紙でしたらお渡しすることが可能です」「当院に来ていただければ，ご本人様の状況を簡単にお伝えすることは可能です」**——など，組織内で対応可能な範囲を確認し，こちらから先に提案をすると心証が良くなりますし，ご家族も安心されるでしょう。

ご家族や患者さんが納得してくださらない場合には，病棟担当者や上司など，他のスタッフから説明を行うとよいでしょう。その場合には，**「一度確認いたしますので，お待ちいただけますでしょうか」**とお声がけをし，他のスタッフに状況の相談と対応を代わっていただきたい旨をお伝えします。

ご家族や患者さんとしては，①しっかりと確認して対応してくれている，②担当者・上司から説明があった——ということで納得してルールに従ってくださる可能性が高いです。

Point Advice

この事例について，三段階で評価をすると，次のようになります。

◎グッドポイント（良い点）

①お詫びをお伝えしたうえで，電話で患者様の状態をお伝えすることがむずかしい旨をお伝えすることができた。

②一人での対応がむずかしい際，師長に対応を代わってもらい，患者様に納得いただくことができた。

△チャレンジポイント（課題）

「できません」「できませんよ」など，強い表現になってしまった。

☆リクエストポイント（改善案）

①「むずかしいのですが，ご理解いただけますでしょうか？（ご了承いただけますか？）」と依頼形でお伝えする。

②代替案をお伝えする（患者様との面会はできないがスタッフが患者の状況をお伝えすることができる，など）。

6 小児編

ケース1 診療を嫌がる小児患者さんへの対応

耳鼻科外来の診察室にて，医師の早川さん，看護師の新藤さん

3歳の男児Mちゃんが，耳の治療中に怖がって泣きはじめてしまいました。Mちゃんを抱っこしている母親もおろおろしています。

早川「危ないのでお母さん，ちゃんとMちゃんの手を押さえてください」
新藤「動いてしまうと危ないですので，押さえさせていただきます」
母親「はい」
新藤「少し強く押さえますね」
母親「はい，お願いします」
早川「Mちゃん，動くと危ないからね。もう少しだからね」
新藤「がんばってね。もうすぐ終わるからね」

Mちゃんは泣きじゃくり続けました。

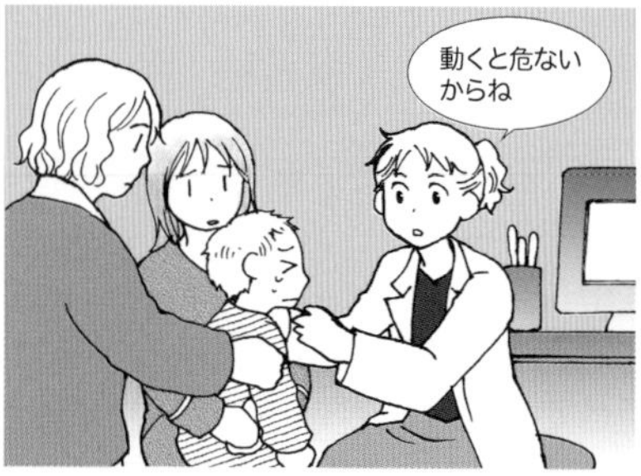

解説

子どもは，一度泣き始めると何かきっかけがない限り，なかなか泣きやみません。小児科であれば“お互い様”との雰囲気がありますが，他科の場合，病を抱えているほかの患者さんに迷惑がかかってしまうこともあります。

（1）抑制の度合い

動くと危険が伴う場合，それを回避するために抑制を行うことがあります。その際，抑え方によっては，患者さんやそのご家族の心証を悪くしてしまうことがあります。ここで注意したいのは，Mちゃんの抑制を強くし過ぎないよう気をつけつつ，Mちゃんの安全を保つことです。

（2）母親への配慮

危険が伴う場合などは，「お願いします」と声を掛け積極的に協力してもらうのがよいでしょう。特に小児患者さんに抑制を行う場合，医療従事者のみが行うと，“うちの息子になんてことを”との印象を与えかねません。抑える際の「失礼いたします」や，もう少し強く抑えないと危ないという状況では「少し強く押さえますね」などと，状況に応じてそのつど声掛けを行うことで，相手に安心感を与えます。

Point Advice

抑制をする場合，無言で行うとその行為自体が相手にマイナスの印象を与えます。本事例ではきちんと声を掛けているうえ，お母さんが小児患者さんを抱っこして協力体制をとっています。ただ，特に小さい子どもの場合，抑制が強すぎると「なんでこんなことするの？」と，拒否反応が出てしまうことがあります。

①動くと危険が伴うという事前の説明をする，②声掛けをしっかりして相手に不信感を与えないようにする―といったことが大切です。

ケース2 不安を訴える小児患者さんの母親への対応

病棟にて，看護師の鈴木さん

入院患者Cちゃん（4歳）の母親は，Cちゃんの内服薬が今日の昼までしか出されていないことに不安を感じ，継続服用の有無について看護師の鈴木さんを通じて医師に確認してもらいました。その結果，看護師が同じ内服薬の継続投与を伝えたのですが，母親の不安は消えませんでした。

母親「(薬を) 継続するという説明は聞いていませんでしたが，やっぱり飲むんですね…。先生は炎症反応が減ってきているというけど，白血球は入院時の15000から16000に上がってきています。こんなことあるんですか?!」

鈴木「一度確認のうえ，主治医の先生から説明していただきますね」

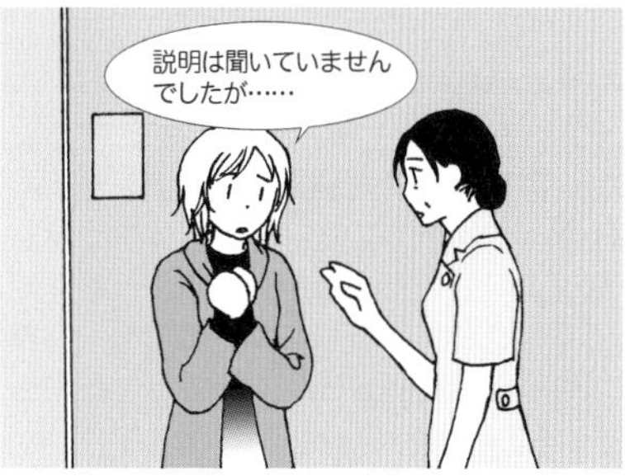

解説

①子どもの内服薬が昼で切れてしまう，②医師から継続服用の説明がない――母親には，2つの不安が重なってしまいました。

(1) 小児科における母親からの質問の傾向

小児患者さんの母親は，神経過敏な傾向にありますが，看護師が説明するのではなく医師が説明することにより納得感が生まれます。

ただし，何でも医師というのでは，医師の業務が遅滞してしまうだけでなく，他の職員は頼りない存在だというレッテルを貼られてしまいかねません。情報共有を行い，そのなかで知り得て伝えられる情報はしっかり伝え，詳細については主治医が説明するという連携を図ることで患者さんに安心感を与えられます。

(2) 問われる共感力と専門知識

子供を想う母親の不安な気持ちに寄り沿うような言葉掛けをしていくと，相手の心が少し和みます。「それは心配ですよね」という共感の気持ちが大切です。さらには「説明が不足していたことについては，大変申し訳ございません」と，不安を与えてしまったことに対して医師に代わって詫びることも忘れてはなりません。共感だけでは，他人事のように聞こえてしまいかねない，という側面もあります。質問に何も答えられないようでは，チーム医療の一員にふさわしくない印象を与えてしまう可能性もあるので気を付けましょう。

(3) 言葉遣い

正しい言葉遣いを心掛けましょう。

「主治医の先生」→「主治医」

「説明していただきますね」

→「説明いたします」

以上のように言い換えます。主治医で十分伝わりますし，「～していただく」では組織内の人間を持ち上げる言葉遣いになってしまいます。組織の者が何かすることを組織以外の方に伝える場合，尊敬語ではなく謙譲語を使うのが敬語のルールです。きちんと覚えて正しく使い，安心感を与えるようにしましょう。

Point Advice

〈言葉遣い〉

産婦人科・小児科では，特に敬語を気にされる患者さんが多いようです。社会人経験を経た女性の見る目はきびしいと言えます。たかが言葉遣いと思われるかもしれませんが，「言葉遣いは心遣い」です。間違った敬語を使わないように意識していきましょう。

〈寄り添う気持ち〉

子どもを心配し，母親がいろいろな質問や訴えを起こすのは，自然なことでしょう。“面倒”“しつこい”などと思わずに“共感の気持ち”をもって言葉掛けをしていきます。前者のような気持ちでいると，その思いが語尾・語調などで相手に伝わってしまいます。

「それは心配なことですよね。主治医の説明を聞いて，状況がわかれば少しは安心できると思います」など，寄り添う姿勢で対応しましょう。

ケース3 不満を訴える小児患者さんの母親への対応

病室にて，看護師の鈴木さん

1歳の小児患者Nちゃんが入院することになりました。入院手続きを終え，母親とNちゃんが病室に上がっていきました。前日に外来受診した際に，医師より「入院の可能性があるため，明日来院してください」と言われていたため，昼食から食事が用意されているものと思っていました。

母親「今日の昼ご飯は出ますよね？」
鈴木「普通食なら出せますけど，お子様用の食事は夕方からになります」
母親「（怒ったような口調で）えっ？　出ないんですか？　昨日，『入院になるかもしれないから明日来てくれ』と先生が言ったから，朝の9時から病院に来ていたんですよ。それなのに，昼ご飯も出ないんですか？」
鈴木「すみません」
母親「もういいです！」

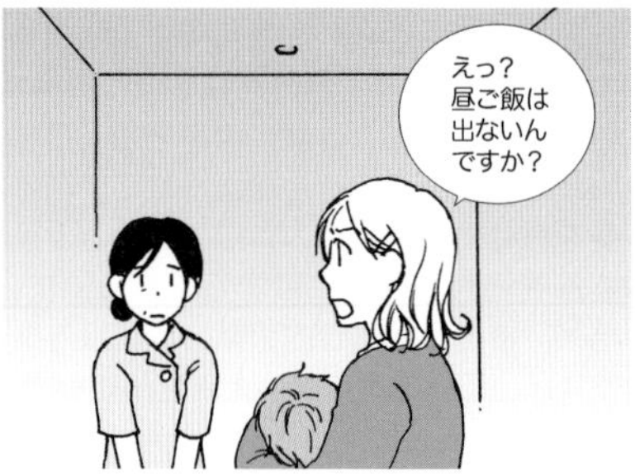

解説

本事例の患者さんは1歳をすぎたばかりで離乳食に近い食事であったため，普通食では対応ができませんでした。この場合，前日の時点において入院は確定ではなく，当日12時の入院となりました。緊急入院（当日入院）の場合，システム上，すぐに食事の準備が整わないという病院内の事情がありました。

(1) 不満を解消する“共感とお詫び”

「朝から来ていたのになぜ？」と，ずいぶん待ったということと，入院が決まったのに食事が用意されないのはおかしいという2つの点について，何も反応を示さないことにより母親の怒りがおさまらないと思われます。言葉足らずでさらに相手の怒りを増長した感もあります。

まず，「朝から来たのになぜ？」に対しては，「ずいぶんお待たせしてしまいまして申し訳ございません」と伝えます。

(2) 要望に添えるかどうかを確認する（アクションを起こす）

病院の決まりごとで叶えられないことはたくさんあると思います。その際の伝え方には，相手が納得いくような工夫が必要です。

本事例の場合，「普通食なら出せますけど，お子様用の食事は夕方からになります」と言葉は丁寧ですが，断っています。できないこと，できない可能性の高いことについてどのように対応するかが問われます。

まずは，「説明不足で大変申し訳ございません。昼食の準備が可能かどうか確認して参りますので少々お待ちいただけませんでしょうか？」と申し出てみましょう。何も行動を起こさずできない理由を丁寧に説明するよりは，少しの可能性でも模索しようという動きが相手へ伝わり，もしそれが叶えられなくても，そこまでしてもらえればあきらめがつくものです。その結果，やはり間に合わない場合は，「ご希望に添えず申し訳ございません」とお詫びします。

“忙しいなか，いちいち確認できない”と思われるかもしれませんが，確認しないことにより相手を怒らせ，それに対処することになるほうが，かえって長くかかることもあります。行動を起こしましょう。

Point Advice

医療機関内には何かと制限があり，患者さんの要望すべてに応えることができません。その際にも，「無理です」「できません」「ダメです」と即答しないことです。叶えられないことであっても，“何か方法はないのだろうか？”“せめて確認だけでもしてもらいたいという思いが問合せ側にはあるものです。また，「わかりかねます」という言葉も丁寧ですが，あまり感じのよい言葉ではありません。「確認いたしますのでお待ちいただけますか？」と言って行動を起こすことで誠意が伝わります。

ケース4 小児患者さんに治療を行う際の対応

皮膚科の診察室にて，医師の関口さん

首や眼，手に発疹ができたため，9歳の女児Uちゃんが母親と一緒に皮膚科を受診しました。

母親「今朝起きたら，首と手，あと目にもぶつぶつができていました」

関口「…」

医師は，何も言わずに看護師にUちゃんを抑えるよう指示すると，いきなりUちゃんの皮膚をつまんで採取しました。

Uちゃん「（涙目で）痛いよー!!」

母親「やめて下さい!!」

関口医師は黙々と採取を続け，看護師は何も言えない状態でした。

診察室を出たあと，皮膚科の受付窓口で母親は，「今後，あの医師の診察は受けたくありません」と声を荒げました。医事職員が丁寧に詫びたことで，その場は収まりました。

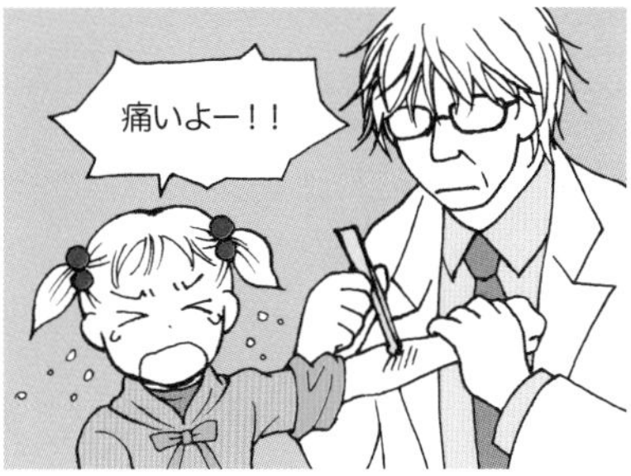

解説

本事例では，あまりに唐突で心の準備をする間もなかった小児患者さんが痛みを訴え，それを見た母親もそのひどいやり方に拒絶反応を起こしてしまいました。

医事職員の謝罪により，クレームに発展することはありませんでしたが，今後十分な説明義務を果たすよう医師にお願いする必要があります。

(1) 医師へのアプローチ

本事例のように痛みを伴う行為を行う場合には，特に注意して事前に説明をしなければなりません。説明がないと，患者さんの不安や不信を招き，トラブルのもとになります。

最近は，医療機関内で接遇教育が行われ，その一環として模擬患者体験をする医師もいて，患者への対応や説明が丁寧になりました。しかし，そうした機会がない医師のなかには，治療さえすればよいと考えている方もいるかもしれません。そういう医師に対しては，“患者さんにきちんと説明責任を果たさないと説明義務違反となる”ことを伝えます。また，医師本人にとっても，患者さんから根にもたれたり恨まれたりするのは，決していいことではありません。「リスクがある行動はとらないことが，先生のためですよ」という伝え方もできます。

(2) 周りのフォロー

1人の職員の不適切な対応も，周りの職員がフォローすることで，ある程度は緩和されます。例えば，「痛いですが，検査に必要なことですので，もう少しだけ我慢をお願いします」などと，小児患者さんを抑えながらも穏やかに声掛けをするのも一つの方法です。

また，事前に看護師が「皮膚の採取を行いますが，少し痛みが伴います。麻酔などはかけませんので少し辛い思いをさせてしまうかもしれませんが，ご了承ください。我慢できない場合はお声掛けください」など，多少辛さが伴うことと，あまり辛さがひどいようであれば遠慮なく申し出てもらいたい旨を，診察前に伝えることもできるでしょう。チーム医療の実践でフォローし合う体制づくりを検討していきましょう。

Point Advice

“あらかじめ伝える”ことで，不安はある程度解消されます。特に痛みを伴う場合には，これが重要です。注射を打つ際も，無言で行うのではなく「ちくっとします」とあらかじめ　言伝えられることで，患者さんは覚悟ができるのです。人間は，想定されていることに対しては受容できるものです。診療科ごとにおおよそのパターンがあるはずですので，想定できることについてはあらかじめ，きちんと伝えておきましょう。そうすることで，トラブルに発展することは少なくなるはずです。

ケース5　1人で検査を受ける小児患者さんへの対応

検査室にて，看護師の長谷川さん

母親が診察室の隅で待つ間，小児患者Dちゃん（7歳・小学校2年生）が検査を受けることになりました。

長谷川「お待たせいたしました。今から診断に必要なデータをお取りいたします。こちらにおかけいただけますか？　荷物はこちらのかごでお預かりします。（荷物を受け取り）はい，ありがとうございます」

Dちゃんは椅子にかけて，検査台に顎を乗せようとしました。1人でできるようですが，ちょっとふらついたので，もう1人の看護師が気付いて介助しました。検査が終了し，

Dちゃん「ありがとうございます」

長谷川「次はこちらです。眼の硬さを測る検査で，空気がポンと眼に当たりますが，痛くはありませんので安心してください」

母親は職員の丁寧な対応に安心し，持参した本を読み始めました。

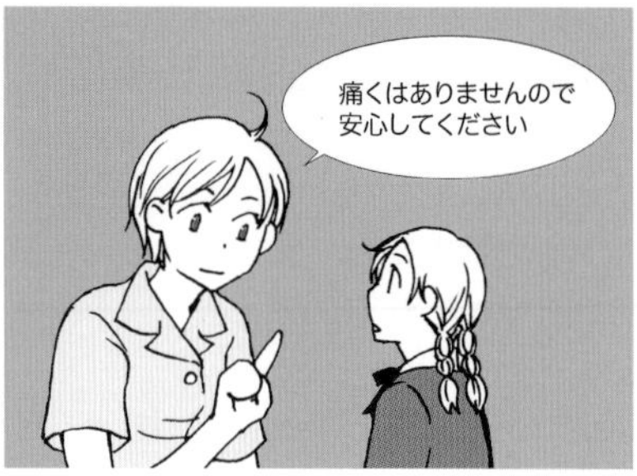

解説

（1）小児患者さんへの言葉遣い

小児患者さんへの接し方には，迷う方も多いのではないでしょうか。地域により多少異なるかもしれませんが，今の時代，小学校でも“さんづけ”で先生が生徒を呼ぶ時代です。したがって，小児だからといって特に子供扱いした話し方はせず，通常の患者さんとほぼ同じ言葉掛けをし，1人の人間として尊重する対応をしている医療機関が増えています。母親も，“子供なのに丁寧に扱ってくれる”，“大人扱いしてくれてうれしい”などと感じるようです。患者本人も一人前の自覚が出て，自立した行動をするようにもなるようです。「ここに座ってねー」「えらいねー」というよりは，「ここにかけていただけますか？」「よくがんばりましたね」などと，言葉遣いに気をつけましょう。

（2）職員の気付き

小学校低学年ぐらいにもなると，1人でできることが増えてきます。本事例のDちゃんは，1人でなんとかやろうとがんばりましたが，椅子が高すぎてふらつきました。これに別の職員がすぐ気付いて対応したことで，母親も安心して預けられるとほっとしています。

逆に言葉遣いがなっていなかったり，職員の気付きがない場合には，おそらく母親は検査の間中ずっと監視の目で見続けるでしょう。患者さんだけでなく，母親などご家族の方にも安心感を与える基本行動が大切なのです。

Point Advice

「小児やご高齢の方への言葉遣いは敬語ではないほうがよい」と言う方がたまにいらっしゃいます。“気さくな言葉遣い＝親しみがあってよい”という考えなのでしょうが，患者さんはあくまでもお客様です。友達言葉ではなく，最低でも「です・ます調」としましょう。

なお，相手が理解しやすいように少し言葉を省いたり変えてわかりやすく伝えることを意識的に行うとよいでしょう。例えば，「ただいま医師が参りますので，少々お待ちいただけますでしょうか？」を，小児患者さんには，「今，先生が来ますので，ここで待っていてもらえますか？」という言い方にします。“先生”というのは敬称でもあり，呼称でもあります。“医師”よりも“先生”のほうが通じやすい場合は，“先生”と表現します。その際の注意としては，「来られます」「いらっしゃいます」など，上に持ち上げる敬語は使わないようにしてください。相手によって，工夫して伝える力をつけましょう。

7 院内コミュニケーション編

ケース1 感情的・否定的な職員への対応

ナースステーションにて，看護師の坂井さん

看護師の坂井さんは，普段から気分の浮き沈みが激しく，職場の者はみなコミュニケーションの取り方に困っていました。特に一緒に仕事をすることが多い後輩の桜庭さんは，坂井さんの言動に振り回されていました。

坂井「ちょっと桜庭さん，○○はちゃんとここに置いておいてよね！」

桜庭「すみません。でも，あの…先日はこちらに置くようにとおっしゃっていたと思いますが…」

坂井「そんなこと言ってないわ。ちゃんとやってよね!!　もうすぐ1年でしょ」

坂井さんがナースステーションから出て行ったあと，桜庭さんはひどく落ち込みました。その様子を遠くで見ていた先輩の加賀さんは事情を察して，

加賀「桜庭さん，あなたが正しいわ。元気出して！」

加賀さんのフォローで，桜庭さんに笑顔が戻りました。

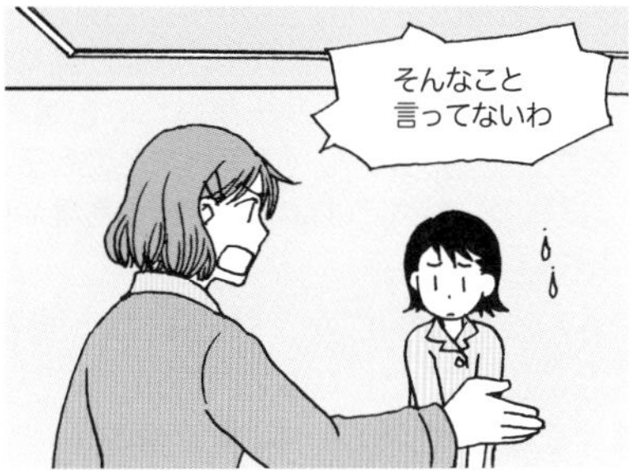

解説

（1）自分の感情をコントロールできない　×

機嫌の悪さや気分のムラが抑えられない人というのは，医療機関には不向きです。患者さんに辛く当たるようなことがあっても困りますし，不慣れな職員に八つ当たりするようなことがあっても困ります。一緒に仕事をするうえでは，1人でも坂井さんのような人がいると組織風土が悪化してしまいます。なるべくこのような人の影響を受けないよう，平常心を心掛けていきましょう。

また，患者さんのなかにも坂井さんのようなタイプの方がいますので，悪影響を受けないようにするコツをつかみましょう。

（2）客観的な視点でよく観察して学ぶ

本事例のようなことに巻き込まれないためにも，客観的な視点をもってよく観察し，対処法を考えるという習慣をつけていきましょう。一番重要なことは“相手のマイナス要素につられない”ことです。患者さんから強いクレームを受けた際も同じことです。もし辛い思いをしたら，“自分は絶対に後輩にこんなことをしないようにしよう”と反面教師とすることです。

また，医療者としてコミュニケーション力を高めるには，その前提として下の図表のような前提条件があることも認識しておきましょう。

図表　コミュニケーション力を高める前提条件（個人）

- 役割が果たせる
- 共感ができる
- 自分の感情をコントロールできる

→ 【前提条件】コミュニケーションを向上する意識もつ
＝“よくなろう”と思う気持ちがあれば高まる

良好なコミュニケーションを取るためには最低限の基礎知識の習得は必要不可欠

Point Advice

体調の善し悪しや更年期障害などによって気分の高揚が抑えられない人もいることを知り，受け入れることはできなくても受け止めるようにします。反発感を表さないよう注意をしますが，理不尽さがあまりにも目立つようであれば自分1人で抱え込まず，先輩や上司に相談して，対応をしてもらいましょう。

ケース2　非積極的な職員への対応

病棟にて，看護師の坂井さん

A病院の職員の多くは，自分の職域外に対する関心が薄く，関わりたくないとの意識が強くあります。専門資格職が多いからかもしれませんが，職種間同士や対患者さん（ご家族）との会話において，「（私の）担当ではない」という言葉や態度があふれています。

患者さん「看護師さん，読み終わった雑誌はどこに捨てたらいいですか？」

坂井「ごめんなさい。担当ではないので，病棟クラークさんのところに持って行ってもらえますか？」

患者さんが，ベッドから起き出してつらそうな表情でナースステーションへ出向く。

患者さん「あの，読み終えた雑誌は，こちらでよいでしょうか」

病棟クラーク「雑誌の回収は，私の担当ではありません。看護師さんに聞いてみてください」

ちょうどナースステーションに戻ってきた坂井さんがそれを聞いて，

坂井「担当ではない？　そっちの仕事でしょう？」

病棟クラーク「いえ，担当というわけではありませんが…」

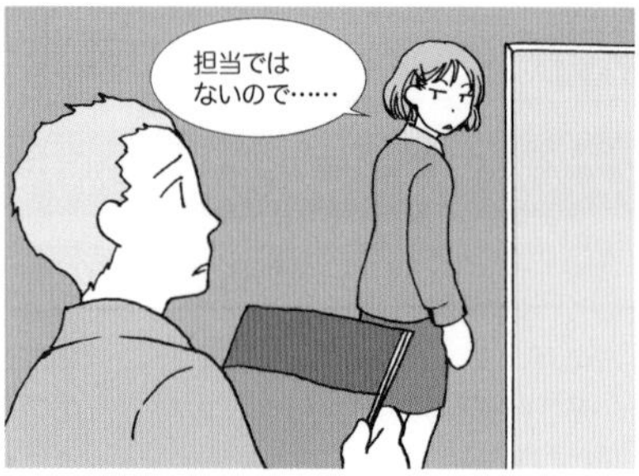

解説

(1) 担当の仕事以外でも役に立てることは行う組織風土を構築

「仕事の作業＝量」だと思っていると，自分の領域以外の仕事を引き受けるのは損だとか，損した気分である――という発想になります。仕事とは何かを根本的に捉えなおさなければ，このようなことは繰り返されるでしょう。「仕事＝役立つこと」と考えられれば，困った人に声を掛けられたり，尋ねられたりしたとき，最大限役に立てるように立ち回ります。それがサービスの質につながります。声を掛けられなくても「何かお探しですか？」「何かご案内いたしましょうか？」と察して声を掛けることが，医療機関では大切です。

担当以外のことはしない職員が増えてしまった医療機関では，迷ったり困ったりしている人がいても，患者さんのほうから声が掛かるまで放っておく可能性が高くなります。それではいくら笑顔をしていても，本末転倒です。根本を見直し，組織風土を構築していきましょう。

(2) 職員同士の連携：チーム医療の実現

何か仕事を振られたとき，それが自分の守備範囲内でなくても，すぐにできるようなことであれば，引き受けましょう。また，判断がむずかしい場合には，ひとまず引き取って上司と相談のうえ，守備範囲外の場合には適切な部署に預けることになります。

所属長の方針で，「余計な仕事は引き受けるな」などという指示があるような場合には本事例のようなことが起こる可能性もあります。ただ，困ったときに非協力的な部署は，逆の立場になった際，協力してもらえなくなります。連携がスムースに進むためには，何か頼まれごとをした際に，むげに断るという習慣をなくすことです。お互い助け合う組織風土の良さが，患者応対にも連動していきます。

Point Advice

管理職研修などを行い，管理職のあり方やスタッフ教育について再検討してみることも一つの方法かもしれません。管理職は職員を監視する仕事ではありません。その部署のムードメーカー的役割を果たす重要なポジションです。困っている部下がいたら，察して声を掛けたり一緒に考える姿勢をとることです。叱るだけではなく適切なタイミングでアドバイスや指導をする，相談しやすい環境を作るといったことが求められます。

ケース3 部下の成長を後押しする対応

事務室で，医事課係長の渡辺さん

入職１年目の吉田さんに，係長の渡辺さんが指導をしています。

渡辺「ちょっと吉田さん，あなた今日，○○の当番だけど，わかっているわよねえ？」
吉田「あ，そうなんですね。わかりました」
渡辺「(突然，怒鳴りつけるように) そのくらい，言われてからするんじゃなくて，前もってきちんと把握しておくものでしょう!!」
吉田「(たじろいで) すみませんでした」

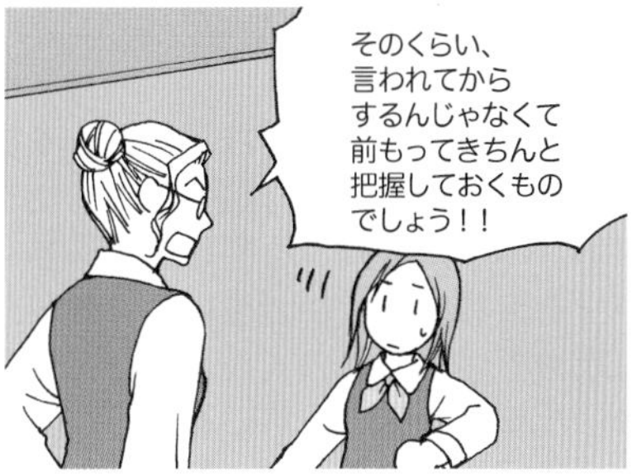
そのくらい、
言われてから
するんじゃなくて
前もってきちんと
把握しておくもの
でしょう！！

解説

本事例は，とても信頼関係を築くようなコミュニケーションとは言えません。上司は，部下にきちんとわかるように伝えていなかったことを詫びてから冷静に伝えたほうがよいでしょう。

(1) “怒る”と“叱る”の違い

怒られる側にももちろん問題はあるかと思いますが，感情的に怒られると萎縮するか緊張感が生まれ，ミスが増えることにつながります。

“怒る”と“叱る”は違います。相手のミスや不手際でカーッとなり，感情のままに言葉を発するのが“怒る”で，相手のミスや不手際を指摘し改善を促すことが“叱る”です。

相手の成長を願って相手のため“叱る”ことができなければいけません。“怒る”と“叱る”の差を部下は見て感じてしまいます。

(2) 慕われる上司となるための考え方

優しいだけではなく，自分の成長を促すためにも，時には叱ってほしいということを考えている若年層の職員は，結構いるものです。叱ることができない上司は「叱ると自分が嫌われる」との思いがあります。また，怒る上司は「自分が腹立たしい」から怒るものです。

部下から慕われたり助けられたりする上司になるかどうかは“自分軸（自分本位）の考え”とするか“相手軸（相手に配慮をするか）の考え”とするかで，変わってきます。上司も部下が優秀であれば助かることが多いものです。“この上司のためにがんばる”という部下が多いほうが，仕事はしやすいはずです。自分の立ち位置を考え，相手に配慮した行動をするよう心掛けましょう。対患者さんに対する行動と同じです。

Point Advice

昨今は，叱れない上司が増えてきているようです。例えば「辞められたら困る」「そっぽを向かれたら困る」「嫌われたくない」などが主な理由のようですが，患者さんに最終的に迷惑のかかるような行動については，上司が注意を促すことが当たり前です。

確かに常に顔を合わせ，仕事をしているスタッフに嫌な態度をとられては，気が滅入ります。ただし，本来注意すべきスタッフの基本行動が果たされていないことで，人的トラブルに巻き込まれてしまうことがあります。結果的に本人が痛い思いをするだけでなく，上司は部門長としての責任を問われます。人的トラブルを防ぐ意味でも基本行動をきちんとすることは大切だと日々伝え，注意を促し，改善が果たされたときにその具体的な事象に対してきちんと褒めていけば，嫌われるようなことはないでしょう。

重要なのは，対患者さん同様，先輩，上司に対しどのような態度をとることが大切かについても初期教育を行うことです。そうすることで，“注意されることはありがたいこと”と受け止めることができるスタッフが育ちます。

ケース4　部門ごとの意識の違いが生む不満への対応

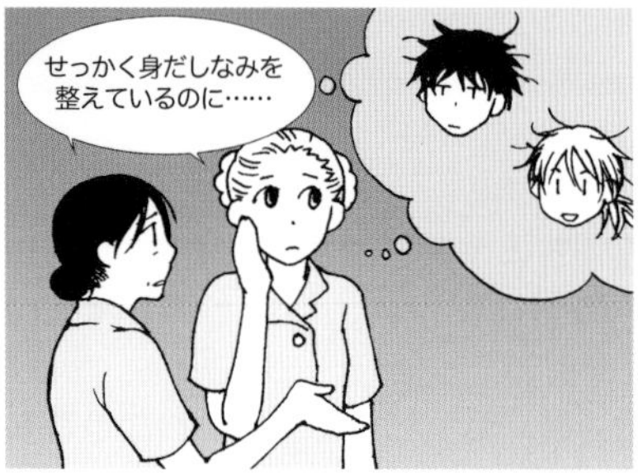

休憩室で，看護師の立川さんと鈴木さん

立川「私たち，せっかく身だしなみをきちんと整えているのに，薬剤師の人たちが来るとなんだか乱れる感じがするわね」
鈴木「そうね。髪型が問題だわ。きちんとまとめていない女の人が多いし，寝癖がついたままの男の人もいるからね。」
立川「○○さんでしょう。有名よね」
鈴木「服薬指導に入ると，雰囲気がなんだかだらしない感じがするわ。患者さんにへんな印象を与えていないか心配ね」

解説

(1) 当たり前の基準の統一

身だしなみは，自分たちの考えをかたちに表す，具体的な行動です。職員にも患者さんにもわかりやすい指標です。特に職種間で身だしなみに差が出ているところは，患者さんからみると“チームワークが悪そう”に見えるようです。

たかが身だしなみだと思っている方もいるかもしれませんが，いくら仕事をきちんとしていたとしても，「この人たちのせいで私たちが意識が低くみられてしまう…」などと陰口を叩かれてしまうことになります。身だしなみの意識の違いは院内コミュニケーションの悪化につながります。当たり前の基準は院内で統一基準を作り，実行していくことで防ぐことができます。

(2) 部署ごとの考えの傾向

最近は，診療・看護部門と支援部，事務部の基準の統一化の傾向にあります。部門ごとに雰囲気が違うとやはり患者さんからみると違和感を与えます。特に事務職員が病棟クラークに入ることが増えています。その際には，全員が医療職員という目で見られることになります。例えば，事務部には“華美でなければアクセサリーはつけてもよい”という基準があるのに対し，他部門では“アクセサリーはしない”という基準があるなど二つの基準が運用されていると，そこに違和感が生まれます。診療看護部門の基準に合わせて統一化を図る傾向があるのはそのためです。

Point Advice

“身だしなみ規定”を作るもしくは見直すという動きをとると，「そんなことまで決められたら窮屈になる」などと反対意見を訴える人がいます。逆に「規定がないからやらない」という人もいます。いろいろな人がいますが，やはりある程度の決めごとはあったほうがすっきりします。

また，規定があっても抽象的な表現だとかえって運用しにくいという問題もありますので，なるべく具体的に決めることをお勧めします。例えば「明るい髪の毛の色」では，人によって“明るさ”の解釈が異なりますから，具体的な色を見せるようにする，などの工夫も必要でしょう。

COLUMN 14　先輩職員からの声掛けで良好な人間関係

長年職務に従事してきた職員は，自分の意見は絶対に正しく他者は間違い，と思い込みがちです。また優秀な職員は，自分ができるのだから他者もできて当たり前，と思いがちです。それを前提に相手の足りない部分について感情的な言葉で指摘してしまうと，言われた相手は恨みや嫉妬など負の感情をもちます。人には短所があれば必ず長所があります。先輩職員は，後輩のいい所をしっかり見届け，その個性を活かしつつ適正に指導する立場でありたいものです。日頃から先輩職員のほうから「がんばっているね」「よくやっているね」と承認の声掛けを行うことで，「人が育つ職場」となります。

杉本智子（株式会社C-plan講師・社会保険労務士）

第3章

効果的な職員教育
～接遇教育から管理職・医師研修まで～

1 接遇教育の段階と進め方

1 意識の統一を図る「動機づけ研修」

職員教育をどこからスタートしたらよいか迷われ，悩まれている院長先生や管理職の方々は多いのではないでしょうか。新規開業時や新人教育であれば，院内ルールの徹底や，社会人としてのあり方，報告・連絡・相談の徹底――など，院内の方向性を周知するための基礎的な研修から実施することができます。しかし，実際に走り出して院内のルールや習慣が根付いたあとに基本に戻るような研修をすることは，院内のスタッフだけではなかなかむずかしいのが現状です。「接遇研修をやろう」と唐突に言いだすと，場合によっては「私たちはちゃんとやっているのになぜ？」,「自分たちの行動に不満があるのでは？」と，スタッフの誤解を招くことにもなりかねません。そのようなことがないよう，事前に研修の主旨を伝えます。

研修の主旨については，以下のように説明するとよいでしょう。

「今の時代，人的トラブルは増えているようです。トラブルを少しでも防ぐために，基本行動について見直しをかける機会は必要です。今，目立ったトラブルはありませんが，トラブルが起きてからでは遅いので，予防的観点に立ってこのたび接遇研修を行うこととしました」

あくまで，“より良くなるためのプラス発想の研修会”であることを強調することがポイントです。

最初に行うのは,「動機づけ研修」です。

これには，外部講師を活用する方法があります。客観的視点により説得性が増し，気付きが得られやすくなることでプラスの行動変容が比較的早く，スムースになるという利点があります。もちろん，外部講師を活用せず医療機関の職員だけで行うこともできます。

それでは，実際に手順を見ていきましょう。まず，院長や教育担当者は次のようなことを行います。

「動機づけ研修」の手始め

①**内部に関する問題事項の抽出**：院内で定着してしまった困った習慣，院長や管理者が何度伝えても直らない習慣を箇条書きにする。
　例：「それは○○ですから…」など，最後まではっきりと言わずに終える話し方

②**内部に関する問題事項の分類**：①の箇条書きの内容を分類する。
　例：言葉遣い・態度など

③**外部に対する問題事項の抽出**：患者対応の際に好ましくないスタッフの習慣を箇条書きにまとめる。
　例：診療開始前の受付の私語・雑談（私語に聞こえる話し方）角に埃がたまるなど，隅々までいきとどいていない清掃方法

④**外部に対する問題事項の分類**

上記で挙げられた内容をもとに**優先順位**を決め，どの部分を強調して進めたらよいかを協議します。

次に，**実施回数**を決めます。可能であれば，月に一度のペースで集中的に3回程度を企画します。できれば短時間でも月に一度ミーティングを行い，当院の基本行動についての振り返りや仕組みづくりを研修を通じて少しずつ積み重ね，全職員が納得感をもって実施する方法がよいでしょう。「動機づけ研修」の第一目的は，“「なぜ接遇向上が必要か」を理解し，やらされ感なく実践できるようにすること”です。必要だと思わなければ，実施は不可能です。たとえ実践できたとしても，言われて仕方なくやるような，自主的に動くことができないスタッフばかりになってしまいます。

例えば，待合室の観葉植物の葉に埃がたまってしまっているのに誰も気付かず，上司が「待合室の観葉植物に埃がたまっているから，あとで拭いておくように」という指示を出し，部下は渋々やる

――というようなことが起こる，という意味です。

逆に，“なぜ接遇向上が必要か”を理解できるスタッフが多い職場は，職場環境が充実していて職員が楽しく働けることから，優秀な職員の離職が少なくなり，ミスも減ります。また，特別な指示がなくとも院内環境に目が行き届き，自主的に対応するようになれば，医師は診断に集中でき，患者さんが安心して来院できます。

“当院を選んでくださってありがたい。そのような患者さんに対して自分たちは何ができるか”を考え，行動することができる職員が増えるという組織風土の向上は，院内コミュニケーションを良好にするだけではなく，結果的に患者さんの満足度，安心感を高めることにつながります。接遇教育の重要性を理解している組織とそうでない組織では，医療の質に大きな差が出てきてしまうのです。

2 不安解消・対応の統一につながる「問題解決型研修」

“なぜ接遇の向上が必要か”を職員が理解できたら，「問題解決型研修」を行います。これはできるだけ体感できる研修スタイル（「事例検討研修」）で行うことが望ましいと言えます。

■導入しやすい「インシデント報告」

例えば一番実施しやすいのは，「インシデント報告」として挙がった事例を院内もしくは部門内で共有するという方法です。インシデント報告は，アクシデント（事故）に至る前の段階で事例を共有することで，未然に事故を防ぐという考えのもとに行われるものです。アクシデントはいわゆる医療における人身事故であり，インシデントはアクシデントにまでは至らないが，現場でのヒヤリとしたり，ハッとしたりというレベルの問題です。

ここで確認したいのは，まずインシデント報告を提出する仕組みになっているかどうかです。また，報告の仕組みはあるものの，その内容があくまでも診療・投薬など患者さんに直接関わることに留まっている場合もあるでしょう。そこで，まずは，①インシデント報告を出す仕組みを整えること，②インシデント報告のなかに人的側面・接遇に関するトラブルも含めること，③オープンにすることで評価される組織風土にすること――の3点を実行し，研修につなげていくと効果的です。

■スタッフで解決方法を考える

ただ，目的もなしに研修をしているとその時間が無駄に思えてしまいます。具体的に問題が起こった際に，“自分だったらどのように解決していくのだろうか”“その解決方法は組織の方針に合ったものなのだろうか”を考え，擦り合せをしていくことで，同じミスをしないようにすることが目的です。

■報告しやすい雰囲気を作る＝心理的安全性の高い組織を作る

まずは院長・部門長などのトップがインシデントを共有することが大切なことであり，きちんと報告するのは評価できることだという雰囲気を作ることが必要です。

インシデントを起こした人が責められるような研修会では，インシデント報告は以後出てこなくなります。「問題解決型研修」に不慣れな組織では，インシデントを起こした者の名前を伏せて事例のみを公表し，検討することも一つの方法です。ただし，慣れてきたら名前は公表し，インシデント報告を出した職員の積極的な姿勢をプラス評価し，問題解決につながった際は褒めることが必要です。

もちろん，なぜ起こったかの原因の追究は再発防止のために大切ですが，誰が起こしたかよりもなぜ起きたかに焦点を当てます。「安全運転をしていても，もらい事故はある」ということを伝え，誰にでもインシデントやアクシデントが起きる可能性があることを全スタッフに認識してもらう必要があります。「情報を共有することが組織を良くする（＝貢献する）」ことになり，それが患者の安全につながるのだと伝えていくとよいでしょう。

「たまたま気むずかしい患者さんに当たる」ということは，誰にでもあるということです。そういう場合でも，事例検討会で類似の事例について話し合った経験があれば，現場で比較的スムースな対応ができるようになります。事例検討会の目的は，“正しい答えを見つけること”ではなく，“よりよい対応策がすぐ探し出せるよう引き出しをたくさんもつこと”なのです。

■一般企業での研修とはちがうものであるべき

「問題解決型研修」を継続的に行っていくなら，その方法にも工夫が必要です。医療現場では，笑顔の練習といったトレーニング型の研修はそぐわない側面があります。なぜなら，企業のサービス業での新人研修では，“かたちからまずは整えて，次第に気持ちが入ってくる”という発想が多いように感じます。確かにそれも1つの考え方であり，方法なのですが，医療を目指す人はもともと役に立ちたい気持ちをもってその職に就いている人が多く，“相手に対して自分がどこまで役に立てるか”という気持ちが強いため，笑顔のつくり方の訓練をされても，逆に接遇向上の活動を実施する気持ちが萎えてしまいかねません。実際に，せっかく活動を始めようとしたある医療機関では，最初の研修で企業型の研修を組み入れてしまったために，発声練習，お辞儀の仕方，笑顔のつくり方など，体験型で楽しかったものの，ただ面白かったというだけでその先の継続はむずかしかったのだそうです。

そうは言っても，実はかたちも大事です。職員のモチベーションを下げないよう，段階を追って取り入れることが大切です。「動機づけ研修」で接遇の必要性とそれを向上させる意義が理解でき，「問題解決型研修」で事例検討会を複数回重ねて対応力がつき，自信が生まれると職員には自然と笑顔が増えてきます。不安な気持ちで働いていると笑顔は出にくいものです。

ある程度，対応力に自信が生まれてさらなるステップアップが望まれる段階に入った際には，サービス業の接客のプロの立ち居振る舞いを取り入れることでスムースに進みます。導入のタイミングを誤らないよう注意が必要です。

3　現場で培う意識的対応

患者接遇や応対に決まった正しい答えはありません。人によって感じ方は違うので，今は良くても，明日は同じ対応ではうまくいかないこともあるのです。このことから医療の現場では，事例検討会で問題解決力を高めることと同時に，**相手が求めていることを“察する力を身につける”**ことが必要になってきます。また，**表現力を鍛える**ことも必要で，そのための研修が必要です。

■アイコンタクトで相手の求めを“察する”

“察する力を身につける”ためには，相手を見て相手の話に耳を傾けることです。ただ一方的に話すだけでは，相手は心を開きません。心に余裕がないとき（忙しいとき，まだ仕事を十分に理解していないとき，職場の人間関係が思わしくないとき）にそうなってしまいがちですが，適度な距離感で要所ごとにアイコンタクトを交えて相手に伝えるようにしましょう。このアイコンタクトが一度もない，もしくは相手の顔を見た記憶がまったくないということがないようにしていきます。

例えば，現場で職員がミスをすることがあります。会計金額が合わない場合，それがどなただったか，どのような方だったのかをまったく記憶をしていないということがあるでしょう。もし一度でも相手に目配りがあり，気にかけるような応対を意識的にしていたら，そのようなことは起こりにくいのではないでしょうか。ほんのわずかな時間の対応であっても，相手を知ろうと思いながら対応することで，察する力をつけることは可能です。

■ロールプレイングが効果的

また，医療機関でそれに対応した実践的な研修を行う際には，ロールプレイングを交えて行うのが効果的です。日常業務での意識的な応対と実践研修との組合せにより表現力が加わり，相手の安心感が増して好感度が上がります。

2 接遇教育の実践

1 時間の確保

実際に接遇教育を実践するにはどうしたらよいのか，具体的に見ていきましょう。

接遇研修を行うにあたっては，まずは時間の確保が重要です。医療現場では長時間の研修は行いにくいため，診療所であれば1回につき30分から1時間を複数回，病院では業務終了後の時間に1時間半程度行うところが多いようです。時間帯は，診療所の場合，通常2時間から2時間半くらいある昼休みを活用します。または土曜日の診療終了後2～3時間程度，昼食をとりながら実施する，学会でよくあるランチョンセミナーという形式で行う方法もありますが，あまりお勧めはしません。食べながら話を聞くことは本来失礼にあたるからです。昼食は短時間で済ませ，研修は研修として集中して行うことが大切です。最近は，土曜日の午後や休診日を使って集中的に行うところもあります。その場合は，途中の昼食時間は講師や上司とのざっくばらんな「質問タイム」として考えてみてください。

病院では，診療時間内に一部のメンバー（接遇向上委員会メンバー・院内インストラクター養成メンバーなど）のみの勉強会が行われることはありますが，看護体制の問題で時間内での研修は以前より実施しにくい環境となりました（看護体制が基準を満たさなくなるため）。したがって，全職員向けの講演会・研修会の実施時間は，診療終了後，業務時間外の17：30～19：00が一番多い実施時間帯となっており，次に17：00～19：00，18：00～19：30となっています。

以前は2時間研修が主流でしたが，昨今は休憩なしの1時間～1時間半研修が増えたため，体験型のロールプレイング等の実施はむずかしくなっています。ただし，計画的に行えば，短いロールプレイングを取り入れることは可能です。また，短時間で実施するほうが集中できます。他の職員の集中力も途切れてしまうため，原則的には途中退席はなるべく避けるよう事前にアナウンスをします。

2 自院に合った形式の選択

接遇研修の形式は，大きく3つに分かれます。①座学で講義を集中して聴く形式，②座学+体験型（事例検討会・ロールプレイング実施）の形式，③体験型の形式――です。

院内で企画する際には，まず自院の職員がどのような研修を望み，また向いているかを判断します。例えば，①はまだ研修の機会が少ない組織にお勧めです。座学中心のスタイルは外部講師を招いたり，院内講師が中心となった研修を開催する方法です。最初から③で行うと，職員の負担が大きくなるばかりです。人前で発言したり質問したりすることが苦手で，講演会の講師から不意にマイクを向けられると言葉に困ってしまう方も多いのではないでしょうか。

なお，発言したいという職員が多く活気のある医療機関であれば，②もしくは③といった参加型の研修を最初から行うことも可能でしょう。

3 実施目的の明確化と職員への周知

外部講師に任せる際，注意したいことは，事前に職員の特性や組織の要望をしっかりと伝えることです。どのようなことに困っていて，どのような悩みがあるのかを具体的に伝えます。すべてお任せというのは危険です。目的が明確でないと，研修の実施自体が無意味で時間の無駄になりかねません。また，研修内容が院内の問題解決から程遠い内容であれば，出席した人の期待が落胆に変わってしまい，継続がむずかしくなる可能性が出てきます。

もし，院内での活動が不十分で，院内ニーズがうまくつかめない場合は，まず基本的な内容をまんべんなく行い，終了後にアンケートや研修レポートを書いてもらうことで，次回どのような内容で研修を組み立てたらよいかがわかります。

院内の問題点について，研修すべき優先順位をつけながら考えてみると，困っているのは，案外基本的な行動であることが多いものです。一番多いのが，「身だしなみ」に関する相談です。研修テーマが決まったら，まず，なぜそれが必要か，職員に納得してもらえるよう説明しましょう。また，納得を得られたとして，具体的に院内の基準がなければ統一感は出てきません。人によって価値基準が違うからです。統一感が出るとチーム医療が実現されているという安心感が自然と伝わります。

患者さんにとって必要なのは，おしゃれなスタッフではありません。組織の方針に合った身だしなみを実行し，“安心感を与えること”を優先するのが医療人としての使命だと認識すべきです。このようなことを伝え，プラスの行動変容を期待したい場合は，そこに重点を置いた研修カリキュラムを提供してもらいましょう。研修の満足度を上げるためには，すべてお任せではなく医療機関側の要望・実施意図を講師に十分に伝え，具体的な効果が上がる研修にすることが大切なのです。

4　効果的な普及のための活動組織づくり

接遇教育の強化・浸透を図るため，まずは委員会やワーキンググループなど，活動拠点をつくります。（財）日本医療機能評価機構の「病院機能評価」の認定を受ける際にも患者さんへのアプローチなどが問われることから，かたちだけは「接遇・サービス委員会」といったものが設置されている医療機関が多いですが，実際に活発に活動しているところは少ないようです。

主な活動は，外部講師による講演会，意見箱の回収と職員・患者さんへのフィードバック——程度，ということが多いのではないでしょうか。集まる頻度は月に1度で1時間程度，この頻度と時間では活動にかなりの制限がかかるのは致し方ないが，かといってそう多くの時間を確保できない——というのが悩みではないでしょうか。

そこで，体制作りのスタート，再スタート時にいくつか注意が必要です。手順に沿って説明をしていきましょう。大まかな流れは，次のようになります。

活動組織づくり

①**メンバーの選出**：普段から接遇に対する意識が高く，基本行動のお手本となるような行動が既にとれている・人望が厚い・コミュニケーションをとるのが好き・伝えるのが得意な職員が適任。

②**内規の策定**：組織の名前（委員会名）・実施頻度・場所・時間・活動内容・構成員（委員長・副委員長など）等を明記。

③**実施スケジュール**：(年間もしくは3年～5年計画)

①については，“この機会に意識を高めさせよう”という教育指導の観点から，接遇に興味のない人や問題行動をとる人がメンバーに選ばれてしまうことがあります。しかしこれは，委員会の運営に当たり，場の空気を悪くし，意識の浸透の妨げになってしまいかねません。そうならないよう，管理職には慎重にメンバーを選出してもらいましょう。

また，②の内規の策定に関し，委員会の委員長・副委員長はトップの任命で決めていきます。遅刻・代理出席がない状態で行うようにしましょう。継続的かつ限られた時間に行うため，たとえ1回でも他者が出席することでうまくつながらず，その部門が遅れをとってしまいます。メンバーは各部門の代表者として責任をもって出席することを，組織内で義務付けることが大切です。

最後に，③の実施スケジュールは，最初にトップが大まかなイメージを掲げましょう。そのことで，メンバーのモチベーションが上がります。なるべく夢を語れるようなスタートを切りましょう。

5 自主性を尊重した活動運営

体制ができたら，核となるメンバーで実施計画を作成しましょう。例えば，初年度は「接遇の基礎知識の習得」，翌年度は「院内のルール作り」，翌々年度は「院内のルール作りを踏まえた評価とフィードバック」というように，年度ごとの大まかな行動目標を掲げて，毎年積み重ねていけるようなスタイルにすることが望ましいと言えます。

「実施はしているが，マンネリになっている」という相談を受けることがありますが，毎年同じことを繰り返すだけではステップアップはできません。少しずつ進化できるような目標をつくり，無理なく確実に積み上げていくことです。

基本的なことですが，実施計画は“自分たちで考えること”が大切です。

例えば，他院から病院職員向け「基本行動マニュアル」をもらい，自院の職員に配ったとします。作る手間は省けますが，それが院内に浸透するかどうかは微妙です。

接遇委員のメンバーが時間をかけて話し合ったり，手間や労力をかけているのを見れば，他の職員も触発されます。外部講師を招くだけでなく，院内で接遇インストラクターを養成したり，職員だけで研修が実施できる仕組みを整え，院内ミニ学会やロールプレイング研修などを自主的に行える組織へ移行していくことで，マンネリは確実に防げるはずです。

活動実績がある程度積み重なると，データの比較分析・評価もできるようになりますので，その活動を学会などで発表し，軌跡を残すこともメンバーの自信につながります。活発な活動の成果は，患者さんのみならず医療業界でも注目され，同様の活動で悩む他の組織への励みとなることでしょう。

3 接遇向上意識が定着するまでの道のり

1 ステップアップ1・プラスの捉え方で成長を見守る

接遇研修は，一度実施したら終わりというものではありません。「動機づけ研修」や「基礎力アップ研修」は同じ内容を定期的に何度も繰返し行い，確認し合いながらお互いを高めていくものなのです。逆に，一度研修をしただけで成果や進化を求めるのは性急すぎます。

例えば，早起きが苦手で，遅刻や忘れ物をしがちな人が，急に朝に強くなるかといえば，それはむずかしいことです。少しずつ習慣化することで，あるとき朝早く起きることが苦痛ではなくなっていることに気付くというものです。朝礼のしくみを導入したり見直すことでプラスの習慣を積み重ねましょう。

院長・事務長・師長・技師長などの管理職は，職員の行動や癖をなるべくプラスに捉える習慣をつけてください（図表3-1）。例えば，“忘れ物が多い人”は，“前向きでスピード感がある（だから後ろを振り返る余裕がない）”という見方ができます。広い心で受け止め，職員の成長を見守りましょう。

2 ステップアップ2・終わりなき向上心と繰返しによる習慣化

意識して何度も何度も繰り返し行うことで，少しずつプラスの習慣は身についていきます。これを，“意識行動の無意識化”と言います（図表3-2）。

これを実現するには，まずは医療接遇の基礎が網羅されているテキストを選んで，全職員に1冊ず

図表3-1　プラスの捉え方への置換え

1.	▽うっかりミスが多い	→○　スピード感のある仕事ができる・前向き
2.	▽一つひとつの動作が遅い	→○　一つ一つ確実に仕事を進める・丁寧な仕事
3.	▽人の悪口をいう	→○　人に対して興味があり評価ができる
4.	▽愚痴が多い	→○　気づきが多く細部にわたり問題意識がある
5.	▽淡々と仕事をする	→○　常に浮き沈みがなく安定的・感情に流されない
6.	▽マイペース	→○　人によって意見が変わらない誠実な人
7.	▽優柔不断で決断力がない	→○　優しい人・思いやりがある人
8.	▽性格が暗い	→○　誠実で思慮深い人・実直で真面目な人

図表3-2　意識的行動の無意識化

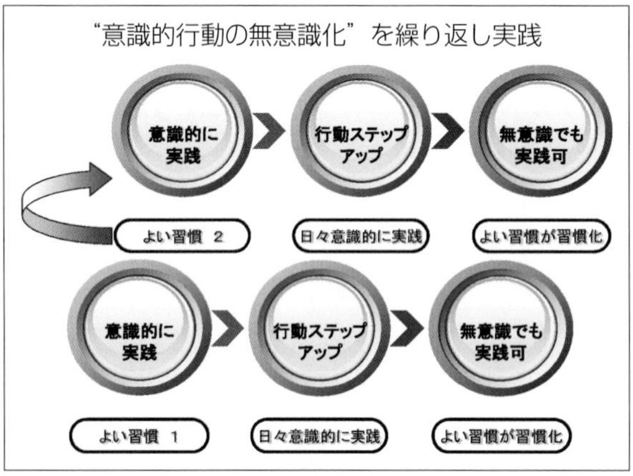

つもたせることです。経費節減の昨今ですが，ここは投資を惜しまないほうが結果的には組織や患者さんのためになります。推薦図書を示して，個人で購入していただいてもいいでしょう。

“なぜ１人１冊か”といえば，個々により意識レベルや気付きのタイミングが違うからです。基本というものは，時代が変わってもある程度は普遍的なものです。例えば「ホウ・レン・ソウ」と呼ばれる「報告・連絡・相談」は，社会人として業務を進めるためには必須ですが，新人研修で一度習っただけでは実践までには至りません。何年も経験がある職員でもタイミングのよい報告・連絡・相談ができていないことで，組織の統制を乱していることもあります。社会人経験の少ない新人もさることながら，経験年数の長い職員にも「基本行動（いわゆる接遇）」については，振り返りの機会を多くもつ必要があり，そのためにも，手元に本を置いておくことが勧められるのです。

次にテキストとする本の選定条件ですが，組織のトップおよび部門長から見て，①内容に共感ができるもの（組織との相性），②実践的に活用できるもの（試して実践できそうなもの），③具体的内容から学ぶことができるもの，④現場のことを理解したうえで書かれているもの（一般サービス業と医療現場では対応が異なります）――が理想的です。さらに，基本はそれほど変わるものではありませんが，言葉遣いなどは時代による変化が多少出てきますので，あまり古過ぎないもの（10年を超えないような）を選ぶのがよいでしょう。

長年，接遇について話す機会のある筆者自身でも，基本行動はまだまだで，時々接遇の基礎の本を開くことがあります。度々，読み返すことで自己の成長が高まります。

具体的なテキストの活用法ですが，“わかる”と“できる”を各自が認識することが大切だと指導して下さい。“わかる”と思ったら，わざわざマーカーで線を引くことすらしないでしょう。しかし，“できる”という基準で見たとき，“大切だけどできていない”ということに気付き，注目することができます。また，接遇の講義を受けた際には，講師の話のなかの“キーワード”をテキストの余白に書き留めるようにします。どこがポイントだったのか自筆で書くことで印象に残り，あとで見てすぐ探し出すことができます。トップは，“うちの職員は接遇がよくできている”と決して思ってはいけません。“自分はできている”と思った時点で，その組織や個々人の成長は止まります。“自分はまだまだ”と思うからこそ，その先の高まりが期待できるのです。

3 ステップアップ3・ギャップをなくす

習得の早い人，もともとコミュニケーション能力が高い人，教育によって自分を高められる人——など様々な人がいるものです。ただし，組織として見た場合，例えば丁寧な応対ができる人とそうでない人の差が激しいと，患者さんが戸惑いを感じてしまうことがあります。管理職としては，そうしたギャップをなくす方策も考えねばなりません。

ギャップには，部門ごとの雰囲気の違いのほか，病棟ごとの言葉遣いや伝達方法等の違いが挙げられます。また，昨日は感じが良かったのに，今日は機嫌が悪いなどという１人の職員の対応のギャップも気になるところです。そうした場合，患者さんに逆に気を遣わせてしまいかねません。

患者さんによって医療サービスや対応に“ギャップ”があってはなりませんが，どの患者さんに対しても判を押したように同じ応対というわけにもいきません。それぞれの患者さんに合った伝え方，言葉遣いが求められます。例えば，話す早さを調整するなど個別性も考慮した対応を意識的に行うことで，人的トラブルを防ぐことが可能となります。そのためには，「対応」「言葉遣い」など随時テーマを決め，院内で研修を実施すると良いでしょう。“判断に迷うような対応”については，なるべく多数の具体的な事例を共有しましょう。たくさんの引き出しをもつことで，応用が効くようになります。みんなでより良い方法を考えて，“当院の伝え方”を検討していきましょう。

なお，職員が良かれと思って独断で実施した気の効いた対応が，患者さんに当然と受けとられてしまう場合があります。例えば予約の時間より早くいらした患者さんを，たまたま早くお呼び出しできた場合，その患者さんは，次回も少し早く来院すればまた早く診てもらえると期待してしまいます。そのようなことがないように「今回はたまたまキャンセルが出ましたので，早くお呼び出し致します」などと伝えておくことです。なかには，キャンセルの有無に関わらず，必ず時間になってからお呼びすることを徹底している組織もあります。

職員は，組織の方針に従って行動をすることになります。個別の事例で擦合せをしておかないと，患者さんに対し質の高いサービスを常に提供することはむずかしくなります。例えば，「他の病棟ではいいと言われたのに，なんでこの病棟ではだめなの？」などというトラブルがないよう，組織としての方針・指針を基本としながら，患者さん一人ひとりの状況に合わせて対応することができる対応力を身につけていくことで，質の高いサービスの提供につながります。

4 モチベーションアップにつながる人事考課制度

1 人事考課制度の必要性と効果

人を評価することは非常にむずかしいことです。身だしなみ一つをとってみても，「この程度（の髪の毛の色）であれば相手に不安感を与えない」と思う基準は，あくまでも「私」の感覚です。

しかし，目的もなく向上心ももてずにただ毎日を過ごしている職員が多いと，組織の活力が下がります。その結果，患者さんから魅力的ではない組織との評価が下されます。

そこで，職員一人ひとりがどれだけ職場に貢献し，成長できたかがわかる仕組みを作る必要があります。それが人事考課制度です。決してむずかしいことではなく，優秀な職員の貢献を認め，それを褒めるための仕組みづくりだと考えて下さい。

評価表を作る際には，なるべく具体的な行動を評価項目に落とし込むことが大切です。

医師・看護師などの診療従事者は，患者さんから直接「ありがとう」という言葉を掛けられることが多く，やりがいを肌で感じやすいといえますが，それを支える縁の下の力持ち的存在である事務部門（広報・企画・庶務・総務・経理）の場合，直接感じることは少ないかもしれません。しかし，事務部門の影響力は非常に大きく，事務職員が生き生きと働いているかどうかで，組織の活力がかなり変わってきます。

実際，患者さんと直接接することが少ない職種のスタッフは，接遇に対する意識をもちにくいのですが，出勤時や院内の移動時に廊下で患者さんとすれ違うことはあるでしょう。そのちょっとした瞬間もやはり患者さんからは一職員としてしっかり見られています。

患者さんと直接接することがない職種のスタッフが，患者さんへの働きかけを気持ちよくできていたら，患者さんからの期待が少ない分，逆にそこがきわだって評価されます。事務部門および患者さんに直接的な関わりがない部門の意識までもが高いことは，組織の総合力を底上げする原動力になります。一人ひとりが自覚をもち，自分が主体となって考え行動できる組織風土の醸成こそが安全にもつながり，最終的に患者さんからの信頼へとつながるのです。

2　評価項目と基準評価の設定

人事考課制度を導入する前に，自院の求める人材像を明確にしておく必要があります。まずはむずかしく考えず，箇条書きで挙げていきましょう。大きな柱として①責任性，②規律性，③積極性，④協調性，⑤接遇――の５つの柱を設定し，ひとまず各柱で優先順位の高い具体的項目を３つずつ挙げます。もしくはそれぞれの柱で数を決めずに具体的項目を挙げて，そのなかでの優先順位を組織の方針と照らし合わせて決めていくという消去法でもよいでしょう。

「求める人材像」を明確にする際は，優秀な職員に焦点を当て，その職員の行動の特徴をピックアップし，貴院独自のコンピテンシー（優秀な人の行動様式）を作ってみるのも一案です。ある程度トップが策定し，管理職を集めて相談，摺合せをして，現場とのかい離が大きくなり過ぎないように設定することも重要です。理想と現実のギャップを埋めて，より高めることが評価の目的ですので，現実だけに目を向けるのではなく，理想（未来像）をつくりながら無理なくステップアップしていく人事考課制度の仕組みを作ることをお勧めします。

こうして具体的な評価項目が決まったら，チェックシート式の評価表（図表3‒3）を作成し，さらには各項目の達成目標・期待度を表した基準評価を設定します。

例えば，①責任性の評価項目を例にとりましょう（図表3‒4）。

ここでは，難易度の高いものからA・B・C（A：独力でできる，B補助があってできる，C：まだ不足である）という分け方をしていますが，そのほか，３点・２点・１点などと点数化する方法があります。

職員が人として常に向上できる組織体制を作っていくのが，トップの使命です。仕事を通じて人間性が高まり，よりよいコミュニケーションで人間的な幅が広がる――という職場環境は，自然にできるものではありません。組織として人材育成を行うための機会やナビゲートは必要不可欠です。それを怠ると，ただ毎日同じことを機械的に繰り返す，いわゆる患者さんにとっては“事務的で冷たい”対応が生まれやすくなります。

人事考課制度を採り入れる際，院長をはじめ管理職が心配しがちなことは，“職員に抵抗感があるのではないか”ということです。開業時から始めていれば，元々あるものだと職員は理解しますが，これまでなかったところに今までにない制度を導入することに対しては，反発が起こるものです。その際には，事前にきちんと勉強会を開いて，「なぜこのような仕組みを導入するのか」を職員に正しく理解してもらうことが大切です。きちんと伝えないと“私たちを査定して，仕事にケチをつけるためのもの”だという誤解を与えてしまいます。評価は査定ではなく，それぞれのマイナスポイントを

図表3-3　チェックシート型評価表：書式は自由。各医療機関で保存しやすい形式で設定

医療法人○○会人事評価チェックシート

期待度A 100%（独力で完全にできるレベル）　B 70%（助けを借りてできる・ほぼできるレベル）
C 50%（上司・先輩の指導のもとにできる・まだ完全にできているとはいえないレベル）

要素	区分	評価項目		レベルチェック	自己	1次評価	2次評価	合計
接遇	規律性	1	患者さんをはじめ全ての来院者に対して先駆けて相手が返したくなるような挨拶が常にできていたか	A				
		2	院内の服装規程を守り，職員の職場の雰囲気を乱すことで患者さんに悪影響を与えていなかったか	A				
		3	患者さんをはじめ全ての来院者に対して，不快感を与えるような態度・身だしなみをしていなかったか（基本行動チェック表・身だしなみチェック表詳細参照）	A				

図表3-4　基準評価の設定

①-1　自分の守備範囲を理解し，途中で投げ出すことなく最後まで責任をもって業務を完了させることができる。→基準評価B
①-2　報告・連絡・相談はタイミングよくできる。→基準評価A
⋮

挙げて給与を減らすことを目的とするものでもありません。

評価の方法は様々ですが，職員の個々の成長を促すために減点方式ではなく加点方式を採用するのがよいでしょう。それぞれが達成した具体的項目に点数を付けるやり方で合計点を出していきます。評価項目があまり多くても評価する側が戸惑いますので，最初は組織として“最低限こうあってほしい”という具体的項目を15から20ほど出していくところから始めてもよいと思います。あまり複雑でむずかしいものにしてしまうと運用ができなくなりますので注意が必要です。

3 “患者さんのため”という意識からの出発

人事考課は，一方的なものにならない方法をとることをお勧めします。そのためにも自己評価欄を設けることです。自分自身による振返りがなければ，納得度の高い評価が得られません。一次評価者は部門長，二次評価者は統括管理者（診療所であれば理事長・院長・院長代理など）が行うのが通例です。得点については，各項目に同じ点数をつける方法のほか，点数を変えてメリハリをつける，つまり組織として重要性の高い項目に高得点をつけて注目してもらう方法があります。

またこの評価表は，基本的には最低でも年に１度の面談の実施と併せて活用するものですが，年に２回の賞与前に達成度を職員と評価者とで確認し合い，賞与に反映させるケースが増えています。

評価点数を賞与に直接反映させるかどうかについては組織によって異なりますが，最初の導入から３年程度は参考程度に留め，運用が習慣・定着してから連動させるような仕組みに切り替えるのがよいのではないでしょうか。

インセンティブはとても大切なのですが，最初から賞与に反映してしまうと，“患者さんのため”という意識が遠のき，“お金のため”という意識が働きやすくなってしまいかねません。賃金・賞与は労働の対価として払われるものですが，お金がもらえるから仕事をするという考え方が先行すれば，“評価基準以外のことはしなくてよい”などと勝手な判断をしてしまう人間が育ってしまう可能性があります。評価基準の運用は，組織の成長は個々人の成長に連動し，さらにはその成長は患者さんに還元することができるという考えのもとに導入するということを職員にはあらかじめ理解させ，実施側の意識もそうであるような心構えが必要です。

5 職員の気質別教育法・指導法～気質分類（4分類）の対応方法【職員編】～

1 チーム医療の実現

チーム医療の実現に向けて，医師・看護師・事務・コ・メディカルなどがそれぞれの職種の専門性を生かして連携し，チームとして患者に向き合うことはとても重要です。患者から見たときには，各部署の担当者がそれぞれどのように関わっているかが横断的に感じ取れます。医療サービスは掛け算と言われます。例えば，受付担当事務，外来看護師，診察にかかわる医師まではとても順調に良い対応をしていても，次に担当した検査科スタッフの説明が不足していたり，冷たい対応だったとすると，全体的な印象としては何か不安が残るというマイナスイメージが残ります。

また，看護師は職種の人数が多い傾向にあり，「私たちが良ければ病院全体の印象がよりよくなるはず！」との考えから接遇委員会を立ち上げ，その活動に精力的に行っていることが多いのですが，その活動が活発化すればするほど，他部署との差が広がってしまい，かえって患者の不信感につながるということも起こります。したがって，看護師も医師も事務もコ・メディカルも全員が均質的に接遇力をつけることが不可欠です。

医療機関は，患者が不安を抱えて訪れる場所です。その不安が安心に変わるか増大するかは，職員一人ひとりの接遇力にかかっています。

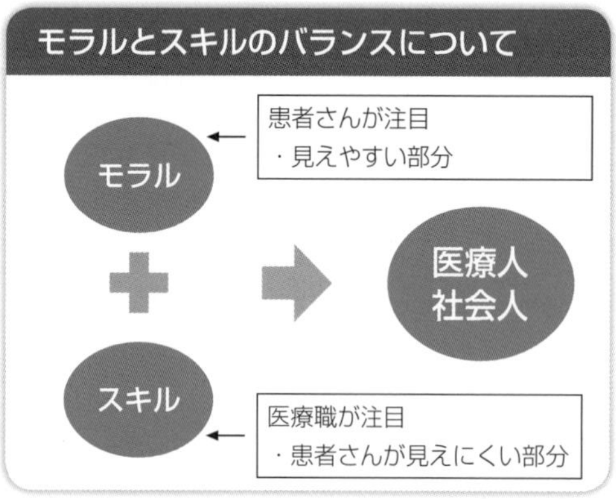

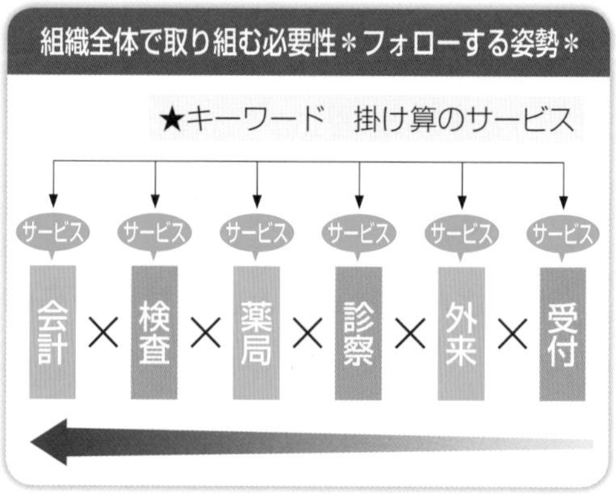

2 医療現場で求められていること

不安な気持ちで来院される患者さんが求めているのは，高い技術の提供（スキル）と，それを確証できるための接遇（モラル）です。医療の専門的な部分は患者には評価がむずかしいため，わかりやすい説明，真摯な姿勢，事務的ではない対応，要望に対して何とか応えようとする姿勢が問われます。

また，働くスタッフ同士が組織の方針に沿って一方向に向き，前向きに医療に取り組む姿勢がみられるかどうかも重要です。職員同士がコミュニケーションを取りづらく，ギクシャクしていると医療安全上もミスや事故が起きやすい環境にもなりかねません。職員がまず，モラルとスキルのバランスを理解し，その必要性を感じていくところから始まります。

3 研修の意義

「なぜ研修を行うのか？」という問いに筆者は，「1．先取り情報を得るため」「2．振り返りのため」と伝えています。

先取り情報とは，知恵と力をつけることです。振り返りは，実際に頭にすでに入っている，知識が，きちんと現場で実践されているかを確認するというものです。単純な例として「挨拶」で考えてみます。挨拶は「ただ声を出せばよいのではなく，相手の目を見て声のトーンを明るく，笑顔で先に行うのが良い」ということを知っているか，そして実際にそのように実行できているか，を振り返りましょう。実行できているかは，他人から「できている」という客観評価が得られているかどうかが重要です。

仕事・社会人としての習熟度合3段階（心理学をベースに改編）

	できない	できる
無意識 or 他者評価	無知 知らない	できている 実践プロレベル 他者評価レベル
意識 or 自己評価	わかる ●でわかるレベル 知識レベル	できる 実践レベル 自己評価レベル

※学校教育の段階は「わかって」いて，テストの答案に書ければ合格になります。
しかし，社会人は「わかる」と，「できる・できている」を分けて考えます。

4 接遇力向上のために知っておきたい2つのポイント

接遇向上のために押さえておくべき点を2つ挙げます。1つは「ベストに近いベターを目指そう」ということです。ベストな対応は，その人の気質だけでなく，そのときの状況やその日の気分によっても変わってきます。100点満点の接遇を常に出し続けることはむずかしいかもしれませんが，なるべく良いものにしよう，というものです。

そしてもう1つは，「気にする人が気にならない環境をつくろう」というものです。気にする人とは誰か。経営者や教育担当者，同業の医療従事者などです。同業者から一目置かれる組織というのは，働く職員もそのことを誇りに思い，やりがいに感じることができるかと思われます。

COLUMN 15 例：安定気質の上司と主導気質の部下

部下が主導気質で上司が安定気質という組合せの場合，上司が部下に気を使い，気疲れをしてしまう傾向がみられます。安定気質は相手に配慮するがあまり，表現がわかりにくく，意見や指示が伝わりにくくなる傾向があり，結果的にコミュニケーションがうまくいかなくなることがあります。納得のいく説明がしっかりできるように自分自身の知識をしっかりと整理して伝えていくことが重要です。

また，質問に対する回答がすぐに返ってこないと，“求める先輩像と違う”ということで，やがて指示が通りづらくなる恐れもあります。特に主導気質の人は「自分はできる」と自負している人が多いので，できるだけ自分の考えで動いてもらいつつ，少し違ってくるようであれば軌道修正を促します。失敗したときは，「できるはずなのにできない」というジレンマに陥りがちなので，そこにどう寄り添うかがポイントとなります。

5　職員の気質についての理解

①　主導気質の職員に向けた教育・指導法

主体的に考え行動することができる主導気質の職員は，リーダーシップを取り，信頼されるリーダーになりやすい気質ですが，医療現場ではあまり多くないタイプです。

そのため，周りから浮いてしまうこともあるかもしれませんので，そうならないように，「傾聴」の重要性や，責任を大きく取る人へのわきまえた態度をとることの重要性を伝えます。

1)主導気質の傾向分析・対策

「主体的に考え行動」

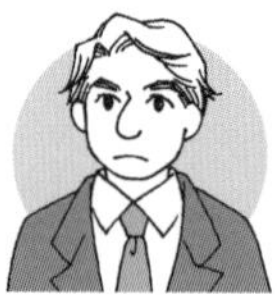

行動分析
- 速いことが好き
- 「タイムイズマネー」
- △せっかち・成果を求める
- 　→結論を先に知りたい
- 　→成果を求め，無駄を極力さけたい
- ☆簡潔に伝え，イライラさせることがないように配慮する・短い時間・言葉で伝える・うまくいきにいくいことは予め前もって伝える・待たせない・先読み

主導気質への対応　指摘・指示をする際
ポイント：「尊重」されている感を出す

- 言葉使いについて
- 「～してくださいねー」
- と語尾を伸ばして親しげに話をすることを好まない

→

- 「してくださいねー」という言い方は
- ・馴れ馴れしい
- ・下にみられた
- ・馬鹿にされた
- ととらえる傾向にある。

②　行動気質の職員に向けた教育・指導法

行動気質の職員は，明るくみんなのムードメーカーとなり得る貴重な存在です。ただし，思い込みで行動をしてしまうことがあり，ミスが起きやすい気質と言えます。

ミスを防ぐため，どの段階で確認をするかをしっかりと事前に決めて伝えておくことをお勧めします。確認・相談により，ミスはある程度防げます。また，暴走を防ぐため，まずは「勝手にやらない」ということをしっかりと伝え，間に経過報告を求めるようにするとよいでしょう。お墨付きが出たこと以外は，必ず報告・確認・相談を怠らないようにすることがポイントです。

「仕事のスピードが速く，発想が豊かで新しいイベントなどを企画実行するのはとても得意です。自由度の高いことが得意な気質ですので，まずは可能な範囲でやってみてもらったうえで，修正をかけるという方法が合っています。

あまり細かすぎる指示は苦手意識を生みやすいので，指示を出す際に「どう思いますか？」と考え

2)行動気質の傾向分析・対策

「明るく元気に活動」

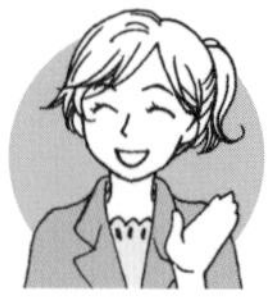

行動分析
- 楽しいこと・新しいことが好き
- 「チャレンジ」「自由」「進化」「速さ」「効率」
- △せっかち・飽きっぽい
- 　→結論を先に知りたい
- 　→熱しやすく冷めやすい
- 人と関わることが大好き。明るく楽しく関わり，「サプライズ」を楽しむ傾向。たくさんやりたい。
- 細かすぎる指示は避ける。
- 先走りな行動のためミスを防ぐ（途中経過の報告を求める）

行動気質への対応　指摘・指示をする際
ポイント：「任せている」感を出す

- アプローチについて
- 「自分で考えて提案してください」

→

- ある程度自由裁量のことを任されていることがうれしい
- ＊報告が甘くなることもあるので，途中経過の報告の必要性を伝える。もしくは途中の進捗状況について「確認」する。

を聞いてみるのもよいでしょう。自由度を多少設けることです。

③　安定気質の職員に向けた教育・指導法

安定気質の職員は，とても献身的で穏やかで，依頼仕事も快く引き受けます。ただし，本当に快く引き受けてくれている状態か，しっかりと確認する必要があります。なぜかと言うと，断ることが苦手な気質だからです。「はい，大丈夫です」と笑顔で言ったとしても，預けている仕事のボリュームはどうか，無理はないかを指導者側が察して配慮する必要があります。

また，承認欲求が最も強い気質ですので，「この進め方で良いと思います」「その理解で合っています」など，常に気にかけ寄り添っていることを表現しながら，評価を伝えることが重要です。「大丈夫」をうのみにせず，本当に無理はないかを気遣うことで，過度な自己犠牲やメンタルバランスの不安定感が出にくくなると思われます。

主張が少ないということは，考えていることがわかりにくいという側面もありますので，しっかりと真意を確認できる信頼関係を築くよう努めましょう。

3）安定気質の傾向分析・対策

「穏やかにこやか・平和主義」

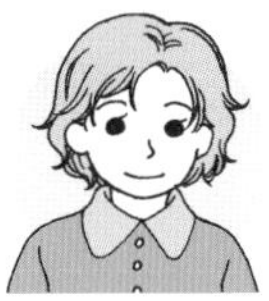

行動分析
- ◎みんなと仲良く・波風立てずにいい関係を気づきたい・役に立ちたい
- △一人で決められない・寂しがり屋
- 　→プロセスを大事にしている
- 　→自分の気持ちを前面に出さず我慢する・繊細
- ☆人と穏やかに関わりたい・感じがいい悪いを気にする傾向にある為，「承認」行為を強く求める（認められないと不安になる）・急な対応に弱い
  NOといえない→押しつけは避ける

安定気質への対応　指摘・指示をする際
ポイント：「即決は避ける」

- アプローチについて
- 即断の答えを求めない
- 「これを踏まえて，検討してもらえますか」

→

- ある程度事前情報を伝え，一人の考えを急にきくのではなく，後日検討もしくは複数での見解をまとめてもらうよう促す。

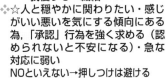

④　慎重気質の職員に向けた教育・指導法

慎重気質の職員は，真面目で誠実なため，本人が納得すればしっかりと取り組みますし，不慣れな仕事を勝手に自分自身の判断で進めてしまうこともないため，仕事を頼む側としてはとても安心感があり，非常に信頼がおける医療従事者に向いた気質です。ただし，行き過ぎると「この仕事はなぜこのように行うのですか？」という質問だらけになり，“活用しづらい人材”として捉えられてしまう可能性があります。ただ単に興味があり，深堀りしたいだけだということを理解すると良いです。そ

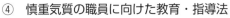

4）慎重気質の傾向分析・対策

「実直まじめ・型にはまったことの方が安心」

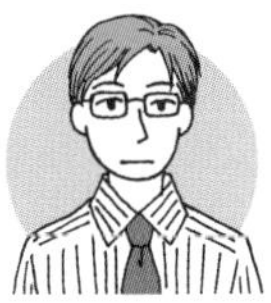

行動分析
- ◎時間・約束事をしっかり守る
- ◎確実に引き受けこなす
- △一人でいることが落ち着く
  人とのかかわりは苦手・急な変化を好まない
- 緊張のあまりに無表情になりがち
- ☆人と関わるより自分でもくもくとやることを好む・人との関わりの「感じがよい」「悪い」にはあまり気にしない傾向がある。誠実・思慮深い・抽象的な説明は避ける

慎重気質への対応　指摘・指示をする際
ポイント：「ある程度ベースをもとに積み上げる」

- アプローチについて
- ある程度調べてもらった上での見解を求める
- 指示をなるべく細部にわたり明確にする
- 「この資料をもとにこのように過去の資料を参考にしながら，作成してもらえませんか？」

→

- 詳細な情報を伝え，具体的な例を提示する。
- 前例のないことに戸惑う傾向にあるため，「自由に考えて」というアプローチは避けていく
- もともとあるものをベースに質を向上させたり段階を踏んで検討をすすめていくことが得意

の場で，時間の関係で説明が不十分な場合は，後ほど時間を作り，補足説明をする配慮を忘れないようにしましょう。

また，患者さんとの会話も通り一遍になりやすい傾向にありますので，コミュニケーションの大切さを理解してもらうようにしましょう。あとから聞いてもらってもかまわないから，腑に落ちないことがあったとしても，ひとまずは「はい」と快く返事をして業務を引き受けることの重要性を伝えておく必要があります。

一方で，慎重がゆえに仕事に時間がかかったり，新しいことにトライアルするのに腰が重いという一面もあります。これに対しては，時代の変化に対応できることも社会人・医療人として必要だということも教育しておく必要があります。

＜主導気質や行動気質の上司と慎重気質の部下＞

主導気質や行動気質の上司にとっては，「わかりにくい」「扱いづらい」という印象をもつタイプです。そのことを率直に伝え，自分でわからないこと，悩んでいることは，抱え込まずになるべく表出してもらえるように働きかけることが肝要です。

6　気質分類の活用メリット

気質分類は，その人にレッテルを貼るものではありません，100人100様の考え方があると思いますが，100人に対してアンテナを張って傾向分析を行うことは，困難を極めます。そこで，せめておおまかに４つの分類に分けて考えたときに，自分と同じか違うか，違うとしたらどのように寄り添えるのかを考えて行動することがとても重要だと考えます。

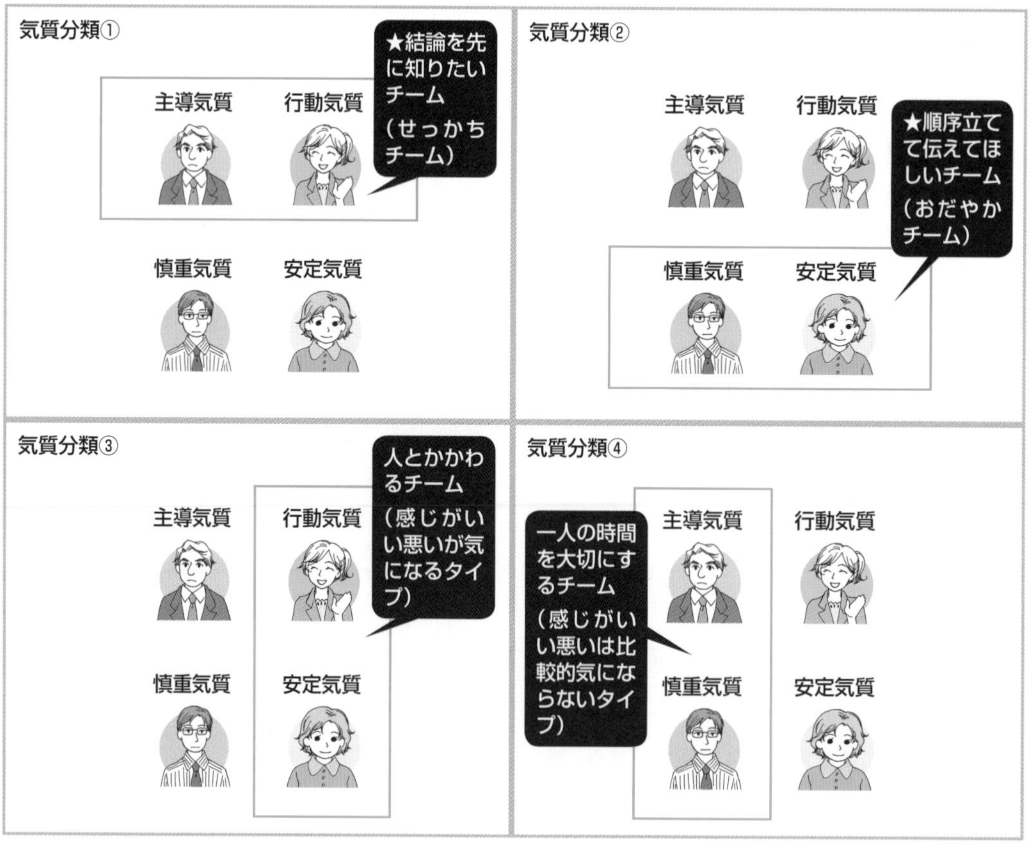

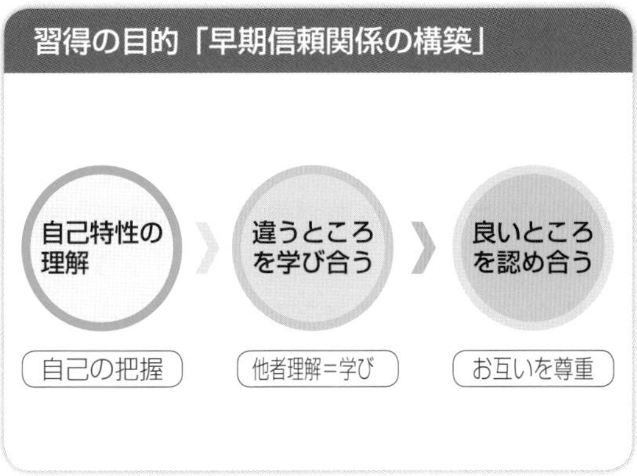
習得の目的「早期信頼関係の構築」
自己特性の理解
違うところを学び合う
良いところを認め合う
自己の把握
他者理解＝学び
お互いを尊重

まとめ「人は違う」もの　その上で「認める」

その気質も良し悪しはありません

・「過ぎたら戻す」　・「過ぎたら伝えられる関係性の構築」

・※過ぎていることは気づきにくい為

特徴を理解し「尊重」する

・違う＝嫌い・ダメと思いがち「相手に合わせ，寄り添う」

・違うということを「面白い」とおもい興味をもつ

自分も相手も「承認」する

・認める（褒める）ことを忘れない（プラスの習慣をつける）

・良いことは「良い」と認める

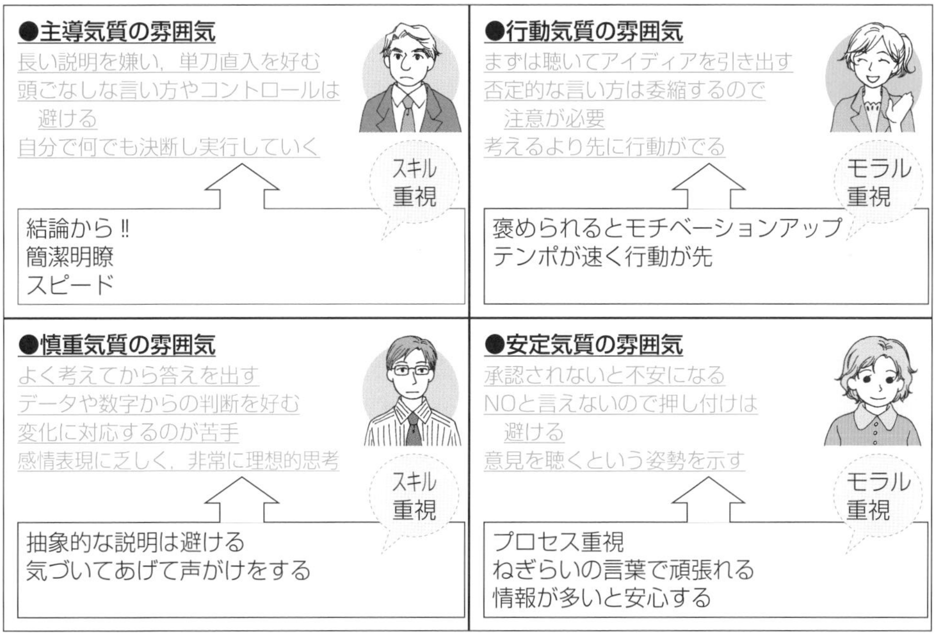
●主導気質の雰囲気
長い説明を嫌い，単刀直入を好む
頭ごなしな言い方やコントロールは避ける
自分で何でも決断し実行していく
スキル重視
結論から‼
簡潔明瞭
スピード
●行動気質の雰囲気
まずは聴いてアイディアを引き出す
否定的な言い方は委縮するので注意が必要
考えるより先に行動がでる
モラル重視
褒められるとモチベーションアップ
テンポが速く行動が先
●慎重気質の雰囲気
よく考えてから答えを出す
データや数字からの判断を好む
変化に対応するのが苦手
感情表現に乏しく，非常に理想的思考
スキル重視
抽象的な説明は避ける
気づいてあげて声がけをする
●安定気質の雰囲気
承認されないと不安になる
NOと言えないので押し付けは避ける
意見を聴くという姿勢を示す
モラル重視
プロセス重視
ねぎらいの言葉で頑張れる
情報が多いと安心する

現場でこの考えを理解し，実践できると，自然に相手のことを「尊重」（承認）することができるようになってきます。

違うということは，自分に持ち合わせていない特性をもっているため「憧れの存在」となる反面，違うから「合わない・嫌い」となる可能性もあります。仕事は好き嫌いの感情で行う場所ではありませんが，人間は感情の動物ですので，その好き嫌いが仕事にいい影響も悪い影響も出てきてしまうことは否めません。もちろん相性はありますが，違う気質でもその違うことが何かを理解していれば，「主導気質だから，先に結論から言わないと理解を得にくいよね」などと相手に合わせることができ，ものごとをスムースに進めることができます。また，気質の異なる者同志がチームを組んだ場合，次のような特徴がみられます。目的に応じた組合せにすることで，成果も得やすくなります。

医療現場で働いている方の多くは，「誰かのためになりたい」「役に立ちたい」という思いを強くもっています。気質分類の理解と実践により，その献身的な気持ちが報われる職場環境とすることができます。また，相手に対する許容範囲が広がれば，人間的な幅も広がるというものです。「責める文化」から「共有する文化」を醸成するうえで，気質分類の考え方は非常に有効な手立てとなります。まずは理解し，気質を見極め，相手に合わせていくことから実践してみましょう。

6 患者満足につながる管理職の育成と医師教育

1 部下が育つ管理職の育成

前項で人事考課制度について触れましたが，職員を評価することになる管理職の方々の力量・意識はどうでしょうか。年功序列で自動的にその立場になったという話もよく耳にしますし，そういう方のなかには管理職とは何かを特に意識せず，一般職員と変わらず日々の業務をこなし，職場内でそれが問題となってしまうケースが見受けられます。

では，管理職を育成するための研修とはどんなもので，どのタイミングでどのように行えばよいのでしょうか。問題が発生してから管理職研修を行ったのでは，批判されているとの意識が働くため，受講に前向きになりにくくなる可能性があります。そこで，できれば問題が起こる前に「今後，組織がいっそう成長するために管理職（リーダー）の皆さんには，管理職の役割についてしっかり理解していただき，業務に臨んでほしい」と，あくまでも組織からの期待と教育の一環として行うことを伝えるのがポイントです。

なかには，“権限”を振りかざして“指示命令”したり“管理”すること――を管理職の役割と考えている方もいます。今求められている管理者像は，“ともに寄り添い伴走する人”であり“指導者ではなくアドバイザー的な存在”です。部下には，自己の責任のなかである程度裁量をもって仕事を任せ，判断に迷う際には相談に応じる雰囲気を作るというのが管理職の役割です。“管理ではなく良好な職場環境づくりを率先して行う”つまり，職場のムードメーカー的存在であることが大切です。

管理職は日頃から，①良いところを見つける，②積極的に声を掛ける，③関心をもつ，④労いの言葉をかける，⑤褒める――との5つの行動をとるよう意識すると良いでしょう（図表3–5）。これを実行することで，部下がミスをした際に指摘もしやすくなります。コミュニケーションが良好ではない，もしくはまだ信頼関係ができていない上下関係では，「確認」が「疑い」に聞こえてしまうことがあります。業務でミスを防ぐためには「確認」は必須です。それを「疑い」と取られるような人間関係では，業務遂行に支障が出てきてしまいます。

また，複数の部下がいる場合には，分け隔てなく公平に接することです。これは対患者・対ご家族についても同じことが言えます。気分のムラも極力なくし，常に安定した状態で過ごすことが職場環境を良好にします。たまに，患者さんやご家族に対しては非常に良い応対をするのにもかかわらず，身内である部下や同僚に対しては非常にきびしい言い方をする人がいます。もし患者さんがそれを見たら“裏表のある人”と感じ，不信感を抱くでしょう。あらゆる場面で“ギャップを極力少なくすること”は，医療機関では“安心感を与える”ことに直結します。基本行動を見直してみましょう。

また，管理職が指示・命令するときは，威圧的にそれを行うのではなく，納得・腑に落ちてから行

図表3–5　管理職の役割：具体的な5つの行動

①　部下の良いところを見つけて認める	「田中さんのいいところは，緻密さだね」
②　部下に積極的に（名前を添えて）声をかける	「鈴木さん，おはよう。顔色良さそうですね」
③　部下に関心をもつ	「木村さん，髪型変えた？」 「風邪治った？」 「お子さんそろそろ入学だね」
④　部下に労いの言葉をかける	「いつも遅くまで協力してくれてありがとう」 「早くて助かるよ」
⑤　部下を褒める	「菊池さんは，細かく調べてくれて本当に助かる」 「新しいことに進んでチャレンジする姿勢が素晴らしい」

動に移せるよう，明確であるよう気を付けて下さい。そのことで部下の自主性を促し，考え，行動する人材が育ちます。言われたことだけやればいいという習慣がついてしまうと，例外的な事柄が起きた際，対応に戸惑い，思考が停止します。患者対応や他部署との連携で臨機応変な対応ができない職員ばかりになってしまうことになります。もちろん組織ですから勝手な判断や指示のない行動は困りますが，ある程度自分で判断ができるように育てていかないと，いつでも１から10まで細部にわたる指示を出さなければならず，上司の精神的・肉体的負担の増加にもつながり，実に非効率です。そのようなことを防ぐためにも，個人の能力開発が不可欠なのです。

院内の業務の円滑化は，結果的には患者サービスの向上につながり，部下が優秀だと上司も仕事が楽になります。「楽になる＝負担が軽減される」ことで，今まで気付かなかった創造的な仕事に着手する余裕ができます。これが組織の進化につながり，成長へと進んでいきます。変化を恐れず組織がつねに前に進むようナビゲートすることも管理職には必要な資質だと考えます。恐れずチャレンジし進化する姿勢を部下に見せ，さりげなく促していくことが組織力向上のポイントです。まずは管理職の皆さんの意識から出発してください。特に変化が激しい昨今，０から１にすることの大切さと，行動には原因がある。そのことを必ず確認して対処する情熱（おもい）をもって関わる（自分が育成で関わることが，他の誰かが関わるより思いっきり良かったと思ってもらえるようにという意気込みと思い）。

2 患者と良好な関係を築くための医師研修

近年，医師の人的トラブルは増えています。医師のコミュニケーション研修・接遇研修は実施の機会が少なく，対人関係を良くするコツを学習する機会があまりないことから，相手をちょっとしたことでカチンとさせてしまうことがあります。傾向として，患者さんやご家族の間で“サービスを受ける側”という認識が高まり，“治してもらっている”“診てもらえてありがたい”という尊敬や感謝の念が以前より，減ってきています。医師・患者さん双方のこうしたギャップが，人的トラブルを生むと考えられています。そのギャップを埋めるにはどうしたらよいでしょうか。

職種柄，集合研修に参加することがむずかしい場合は，朝の会議の30分程度，もしくは医局会など，短時間でもなるべく多くの医師が参加して情報共有できる時間に無理なく実施するとよいでしょう。

実際によく実施されている時間帯は，朝が８：00～８：30，夜が19：00～20：00，19：30～20：30などです。他の職員向けの研修の内容をコンパクトにして伝えたり，院内ラウンドのフィードバックをしたり，コーチング等のコミュニケーションスキルのコンパクトな事例研修としたりします。ポイントは，ちょっとした配慮で人的トラブルは防げること，患者さんの評価が時代とともにきびしくなってきていることや，ソーシャルメディアの普及で医師も名指しで誹謗中傷を受けることもあることを理解してもらい，それらのリスク対策として情報を提供するというスタンスで実施することです。医師に向けては，“教育的指導”のような研修は不向きです。

院内の接遇インストラクターが行う場合，院内の問題を熟知していることで，具体的な事例を用いて掘り下げて伝えることができるというメリットがあります。一方，外部講師のデメリットは，抽象的な内容や技術的なこと（笑顔の作り方，お辞儀のしかた）に偏った研修を実施してしまうことで医師が接遇を軽視してしまう可能性があることです。逆にメリットは，客観的視点に立って伝えることで説得性が高まります。医師は理解が早い傾向にあるため，早い段階でプラスの行動変容につながることもあります。また，講師とは直接の利害関係がないため，案外素直に受け入れられたり，医師が抱える悩みの抽出ができる（「実は，患者との対人トラブルで悩んでいる」などの声が出る）こともあります。それぞれの組織に合う方法で，ぜひ実施してみてください。

接遇向上の実践例

市民に求められる病院を目指した取組みが始動　　盛岡市立病院（岩手県）

近年，自治体病院の経営悪化が問題になり，“本当に地域に必要か”が市民からきびしく問われるようになってきました。そうした背景のもと盛岡市立病院では，患者さんに「地域にとって必要な病院」だと感じてもらえる医療機関にしていくために，組織風土を向上させる取組みを行っています。

まずは，全職員に向けた医療現場のコミュニケーション向上のための実践研修会を開催しました。また，病院が今後どのような方向性をとるべきかについて，アンケートを取ったところ，「年に1回，外部講師を招いて接遇マナー研修を行っているが，一時的で何も現状が変わらない」という意見が多数寄せられたことから，“積み重ねていける仕組みの活動”を開始することにしました。

活動メンバーは，医師を含む各部門の担当者で構成することとし，意欲的で接遇力の高い職員を選出することとしました。また，限られた時間内で成果を出すために，全体研修会には，代理出席や遅刻早退がないことを組織的な約束事にして，病院全体で取り組むという意思統一を図りました。

院長先生の「スタッフの基本行動（接遇）を整え，市民に安心してもらえるような病院にしたい」という強い思いのもと，病院全体での取り組みが続いています。

積極的なあいさつ運動が全病院的活動に発展　　日本赤十字社　諏訪赤十字病院（長野県）

諏訪赤十字病院では，サービス向上委員会が中心となって「患者さんから　地域から　職員から　選ばれる病院」を実現させるための取組みを行っています。

その活動を強化するため，まず1年目は「選ばれる医療機関のための接遇・コミュニケーション」をテーマに，身だしなみの大切さと信頼関係を築く良好なコミュニケーションの基本の研修を行いました。2年目には，院内をラウンドして気付いたことをフィードバックし，接遇のさらなる向上を目指しました。

現在，同院では，「笑顔とこころがクロスする病院にしよう」をスローガンに，毎月「朝の挨拶週間」を実施しています。

諏訪赤十字病院
すまいるか
サービス向上委員会

また，今年度は委員会の活動のシンボルマーク「すまいるか」を考案し，職員に楽しみながら気軽に活動に参加してもらうため活用しています。

そのほか活動の一環として「退院カード」を作成し運用を始めました。5種の写真のなかから患者さんに合わせた1枚を選び，裏面にメッセージなどを書いて，退院日に患者さんに渡す取組みです。「励ましと癒しのメッセージを送ること」を目的としており，患者さんにも好評です。

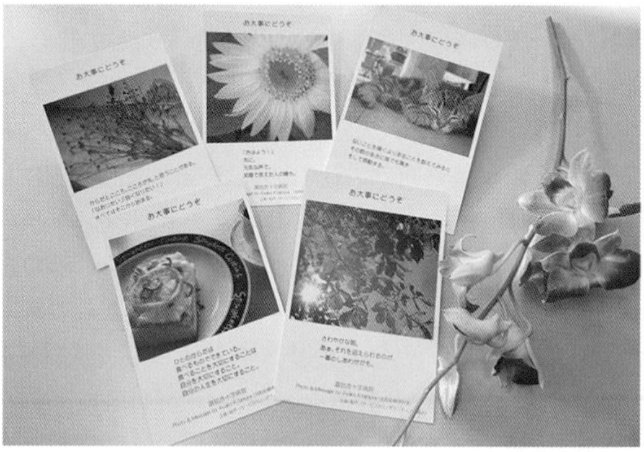

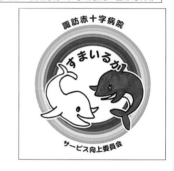

接遇向上の実践例

情報共有と教育体制の整備が職員の定着をもたらし，ホスピタリティーも向上　やなせ眼科（埼玉県）

埼玉県のやなせ眼科は，開業10年目を経過した際，結婚退職等の理由で退職者が重なった時期がありました。受付の業務配分など任せきりにしていたため，その後，把握しきれていない部分が多々あることに気付かされました。任せることは大切ですが，普段からの情報共有，報・連・相を行うことの大切さや，そのようなことを習慣化し，学習していくことが重要だと痛感した出来事でした。

これを機に，情報共有の大切さと，オープンな組織風土，継続的な業務分担，継続的な人材教育と戦略的な採用を目指して少しずつ整備してきました。最低でも１カ月に一度の研修を通じ，医療における基本行動を継続学習しています。一人ひとりが自主的に考え行動できる組織風土の醸成が現実のものとなり，職員の笑顔そして患者さんの安堵の表情が増えたことが成果となって現れています。

１日の診療は，院長先生を含む職員全員による，待合室に向けた挨拶でスタートします。

「おはようございます。12月１日，診療を始めさせていただきます。よろしくお願い致します」

すると，待合室の患者さんは職員のほうを向いて，軽く会釈をしてくださいます。まさに双方向のコミュニケーション。ここから良好なコミュニケーションが始まります。

既存の「接遇委員会」の見直しで脱マンネリを実現　医療法人三九会　三九朗病院（愛知県）

愛知県の三九朗病院は，接遇委員会が発足して13年が経ちます。毎年，地道に患者アンケートをとって結果の集計をしたり，院内の組織風土を高めるための「身だしなみマニュアル」を作成するなど活動を続けてきましたが，マンネリ化に悩んでいました。また，度重なる患者さんからのクレームにより，基本行動における意識が低い職員がいることが問題となっていましたが，本人に直接注意を促すことができずにいました。

そこで，今までの活動の延長ではなく，全職員に浸透し，組織全体が活性化するような仕組みを新たに立ち上げることにしました。核となるメンバーは，接遇レベルの高い職員，コミュニケーション力が高い職員で構成しました。プロジェクトのリーダーは医師で，サブリーダーは看護師とリハビリスタッフです。また，活動のネーミングは，“ホスピタリティー（おもてなしの心）”と，三九朗病院の名前と感謝の気持ちから取った“さんきゅー”をつなげて，「ホスピタリティーさんきゅープロジェクト」と命名されました。自分たちで名付けることで，「自主的な組織」としての活動が実現します。

プロジェクトでは，まず，プロジェクトのメンバー同士が，部門ミックス型の小グループでディスカッションを行います。そして，各メンバーが，毎月の学習内容，検討内容について自分の所属部門にフィードバックし，意見を吸い上げて，活動の普及に努めます。これにより，全職員参加型の組織風土向上のためのプロジェクトが走り始めました。

「接遇」の改善に院内他部署による評価を活用　富山市立　富山市民病院（富山県）

富山市民病院では，接遇委員会を形成外科医長が主導しています。院長からその役割を伝えられ，「どうせ引き受けるのであればきちんとやりたい」と，自ら進んで，医療の接遇・一般サービス業の接遇とはどういうものかを学んだそうです。理解していくうちに，「“接遇”とは仕事というより生きる根幹」だということに気付かされたと言います。

同院では，接遇委員会が毎年１つの目標を立て，各部署は，その目標を達成するため具体的に何を行うかを決めます。さらに，毎月順番でモデル部署を決めて，実践の度合いを他部署が評価するという仕組みも導入しています。他部署から様々な評価・感想が寄せられることで，「“気づき”→“改善”」につながるのだそうです。

近年，医療機関外の組織に外部評価をしてもらい，気付きにつなげるという方法を採る施設も増えてきましたが，外部機関に頼らなくても同じ効果が得られています。

そのほか，同院では，医局会での接遇研修会，事例検討会，模擬演習やグループワークの開催など，各部署の代表メンバーが学習を深めています。また，必要に応じてタイミングを見ながら外部講師による院内ラウンドや研修を行い，情報収集なども重ねています。

【著者略歴】
小佐野　美智子（おさの　みちこ）
（株）C−plan　代表取締役
医療接遇アドバイザー
医療経営コンサルタント

東北大学経営経済学研究科修了（MBA）。接遇を切り口に，医療機関の規模と状況に合わせた現場直結型，問題解決コンサルティングを行っている。開業時の支援や，組織風土向上支援等，実績は500を超える。安らぎのある医療現場づくりに日々邁進中。
http://c-plan.biz

ケーススタディで学ぶ
患者接遇パーフェクト・レッスン　2023年新版
＊定価は裏表紙に表示してあります

2012年11月12日　第1版第1刷発行
2019年 2 月25日　第2版第1刷発行
2023年 3 月29日　第2版第2刷発行

著　者　小佐野　美智子
発行者　小　野　章
発行所　医学通信社

〒101−0051　東京都千代田区神田神保町2−6十歩ビル
TEL　03−3512−0251（代表）
FAX　03−3512−0250（注文）
03−3512−0254（書籍の記述についてのお問い合わせ）

https://www.igakutushin.co.jp
※　弊社発行書籍の内容に関する追加情報・訂正等を掲載しています。

イラスト：八代倫子
表紙デザイン：徳田彰
印刷・製本：株式会社シナノ印刷

ISBN 978−4−87058−884−4